Giampiero Ausili Cefaro   Domenico Genovesi
Carlos A. Perez   Annamaria Vinciguerra

A Guide for Delineation of Lymph Nodal Clinical Target Volume in Radiation Therapy

放射治疗淋巴结临床靶区勾画指南

〔意〕 詹皮耶罗·奥丝丽·色法罗

主　编　〔意〕 多梅尼科·吉诺维西
　　　　〔美〕 卡洛斯·A.皮尔兹
　　　　〔意〕 安娜玛丽亚·文奇盖拉

主　译　崔剑雄

主　审　黎　功

天津出版传媒集团

天津科技翻译出版有限公司

著作权合同登记号:图字 02 - 2016 - 93

图书在版编目(CIP)数据

放射治疗淋巴结临床靶区勾画指南/(意)詹皮耶罗·
奥丝丽·色法罗等主编;崔剑雄主译. —天津:天津
科技翻译出版有限公司,2017.12
书名原文:A Guide for Delineation of Lymph
Nodal Clinical Target Volume in Radiation Therapy
ISBN 978 - 7 - 5433 - 3744 - 2

Ⅰ.①放… Ⅱ.①詹… ②崔… Ⅲ.淋巴结 - 肿瘤
- 放射治疗学 - 指南 Ⅳ.①R733.4 - 62

中国版本图书馆 CIP 数据核字(2016)第 259770 号

授权单位:Il Pensiero Scientifico Editore
出　　版:天津科技翻译出版有限公司
出 版 人:刘 庆
地　　址:天津市南开区白堤路 244 号
邮政编码:300192
电　　话:(022)87894896
传　　真:(022)87895650
网　　址:www. tsttpc. com
印　　刷:高教社(天津)印务有限公司
发　　行:全国新华书店
版本记录:787 × 1092　16 开本　11.5 印张　300 千字　179 幅彩图
　　　　　2017 年 12 月第 1 版　2017 年 12 月第 1 次印刷
　　　　　定价:98.00 元

(如发现印装问题,可与出版社调换)

主审简介

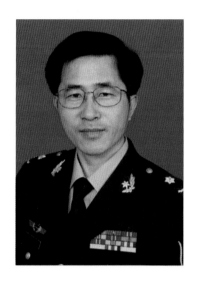

黎功,中国武警总医院肿瘤二科主任,主任医师,教授,硕士生导师,留日学者,肝癌专家。

担任中国研究型医院学会精准医学与肿瘤 MDT 专业委员会副主任委员兼秘书长、武警肿瘤委员会副主任委员、泛京津冀肝癌放疗协作组组长、肝癌北方委员会委员、北京市医师协会专家委员会委员、北京抗癌协会放射肿瘤委员会常委、北京市医学会放射肿瘤委员会常委、武警部队医学科学技术委员会委员、北美放射肿瘤协会会员、日本放射肿瘤协会会员 *Austral-Asian Journal of Cancer* 编委,《中华放射肿瘤学杂志》《中华放射与防护杂志》《肿瘤学杂志》编委等职。《中国肿瘤临床》审稿专家、《中华临床医师杂志(电子版)》特邀审稿专家。

从事肿瘤诊治和放射治疗 30 余年,在肿瘤放化疗方面积累了非常丰富的经验,尤其是在原发性肝癌、继发性肝癌、肝转移癌,以及肝血管瘤鉴别诊断方面有深厚造诣。近年来,专注于研究肝癌放射治疗方面重大课题,在国内外科研杂志发表 10 多篇相关研究结果,并以"个体化和规范化治疗"为基本方向,在肝癌治疗方面取得良好的疗效。

主编专业论著 5 部,参编 5 部。发表科研论文 50 多篇,2004 年获得日本临床肿瘤学会优秀论文一等奖,获国家自然基金、国家人事部归国留学人员基金、首都发展基金、科技部重点研发、国家重大新药专项等多项基金资助。

主译简介

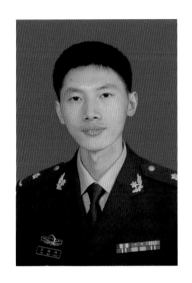

崔剑雄,武警四川省总队医院肿瘤科主治医师,肿瘤学硕士。中国研究型医院学会精准医学与肿瘤 MDT 专业委员会委员、丁香园科普委员会审稿专家、四川省预防医学会乳腺疾病预防与控制分会青年委员。

长期从事肿瘤综合治疗的临床及科研工作。发表 SCI、核心期刊论文多篇,获国家实用新型专利 1 项。参编《肝胆外科围手术期处理》《癌症患者该知道》,参译《肿瘤适形及调强放射治疗靶区勾画与射野设置》《早期肺癌:手术 vs 立体定向放疗》《肿瘤放疗联合免疫靶向治疗》。

译审者名单

主　审

黎　功　中国武警总医院

主　译

崔剑雄　武警四川省总队医院

译　者（按姓氏汉语拼音排序）

崔剑雄　武警四川省总队医院

冯　梅　四川省肿瘤医院

黄前堂　武警四川省总队医院

黄叶才　四川省肿瘤医院

李曙光　河北医科大学第四医院

林武华　武警四川省总队医院

刘祖强　复旦大学附属肿瘤医院

龙　江　复旦大学附属肿瘤医院

罗裕坤　四川省肿瘤医院

张　巍　武警四川省总队医院

张石川　四川省肿瘤医院

祝淑钗　河北医科大学第四医院

编者名单

Antonietta Augurio, MD
Department of Radiation Oncology
University Hospital
Chieti
Italy

Nicola Filippo Basilico, MD
Department of Radiation Oncology
University Hospital
Chieti
Italy

Raffaella Basilico, MD
Department of Radiology
University Hospital
Chieti
Italy

Marco D'Alessandro, MD
Department of Radiation Oncology
University Hospital
Chieti
Italy

Angelo Di Pilla, MD
Department of Radiation Oncology
University Hospital
Chieti
Italy

Armando Tartaro
Professor of Radiology
"G. d'Annunzio" University School of Medicine
Chieti
Italy

Antonella Filippone, MD
Department of Radiology
University Hospital
Chieti
Italy

James A. Purdy, PhD
Department of Radiation Oncology
University of California, Davis Medical Center
Sacramento, CA
USA

Pietro Sanpaolo, MD
Department of Radiation Oncology
Regional Oncological Hospital, CROB
Rionero in Vulture
Italy

Maria Luigia Storto, MD
Director of Radiology Department
"G. d'Annunzio" University School of Medicine
Chieti
Italy

Maria Taraborrelli, MD
Department of Radiation Oncology
University Hospital
Chieti
Italy

Lucia Anna Ursini, MD
Department of Radiation Oncology
University Hospital
Chieti
Italy

中译本序一

经过一个多世纪的发展,作为恶性肿瘤治疗的三大手段之一的放射治疗,已从最初的普通二维放疗时代发展到今天精准医学背景下的生物调强放射治疗时代。放射治疗与现代计算机技术发展同步,以先进放射治疗设备和放射治疗计划系统集成,在可视化的分子/影像技术引导下精确定义亚临床病灶和QA\QC,以无创、精确物理技术实现肿瘤治疗。现代精确放疗技术背景下,放射治疗靶区的勾画发生了从理论到实践的根本转变,我们既要追求靶区的"精雕细琢",也要追求放射治疗实施的"准确击中"。在放射治疗中,相关区域淋巴结勾画是靶区设计的重要环节。提高放射治疗质量,规范放射治疗的靶区勾画,实现最优化的精确放疗技术,最终使更多的肿瘤患者从现代精确放疗技术中真实获益,是放射治疗靶区勾画指南及规范的制订和实施最终希望达到的目的。

意大利放射治疗学者 Giampiero Ausili Cefaro、Domenico Genovesi、Annamaria Vinciguerra 和美国放射治疗学者 Carlos A. Perez 联合编写的《放射治疗淋巴结临床靶区勾画指南》从头颈到髂外等各解剖部位的淋巴结引流途径、分界,到现代精确放疗的定义、要求、靶区设计及勾画的基本原则,重点以CT横断面解剖图谱形式,图文并茂地展示了放射治疗淋巴结靶区勾画的具体范围,是放射治疗靶区设计的一部实用书籍和参考工具。

以黎功教授为主审、崔剑雄医师为主译的本书译者团队长期从事肿瘤的放射治疗临床工作,非常了解放射治疗临床实际需要,深谙各亚专业领域的淋巴结解剖。他们一起把《放射治疗淋巴结临床靶区勾画指南》一书译成中文,便于国内放射治疗同行临床工作中参考学习,是一件对我国放射治疗的发展非常有意义的工作。

本书的出版将进一步优化和规范我国现代精确放射治疗技术,希望我国放疗同仁能博采众长、融会贯通,把我国现代精确放射治疗推向新高度,以造福更多的肿瘤患者。

中华医学会放射肿瘤治疗学分会第八届主任委员
四川省肿瘤医院院长

中译本序二

放射治疗是肿瘤治疗的主要治疗方式之一。近年来,放射治疗技术取得了显著进步,同时也更趋复杂,与放射治疗过程相关的所有专业人员都需要接受更为严格的训练。靶区和危及器官的准确勾画对确保治疗计划和实施的质量非常重要。意大利肿瘤放疗专家 Giampiero Ausili Cefaro 、Domenico Genovesi、Annamaria Vinciguerra 和美国肿瘤放疗专家 Carlos A. Perez 联合编写了《放射治疗淋巴结临床靶区勾画指南》一书,其意大利文版和英文版适应了时代的需要,取得了令人瞩目的成功。

知识和思想是没有国界的,而且必须跨越国界自由交流,才能使公众尤其是我们的患者受益。鉴于目前国内专门讲述淋巴结临床靶区勾画的书籍较为缺乏,武警四川省总队医院崔剑雄医师做了大量工作,使该书中文版的翻译出版成为现实。不管原著多么经典,任何专著的译本质量主要取决于翻译本身。来自武警四川省总队医院、四川省肿瘤医院、河北医科大学第四医院、复旦大学附属肿瘤医院的专家团队认真、负责、精心地翻译,并由武警总医院黎功教授主审,从而完成了内容准确、忠于原文的中文版译本。我衷心期望这本《放射治疗淋巴结临床靶区勾画指南》中文版的出版能够让肿瘤放射治疗领域的医师和医学生从中受益。

中华医学会放射肿瘤治疗学分会第九届主任委员
中国医学科学院肿瘤医院副院长
中国医学科学院肿瘤医院深圳医院院长

中译本前言

这是一本迟到的译著。意大利原版早于 2006 年付梓,Springer 的英文译版也于 2008 年问世。当我于 2013 年夏几经搜寻读到英文版时,按捺不住激动的心情对父母亲和爱人说:"有了它,放疗勾画淋巴结就简单了。"原想着如此有用的书估计很快就能有中文版,没想到竟迟迟无影。

天津科技翻译出版有限公司曾先后出版《Perez 和 Brady 放射肿瘤学原理和实践》《肿瘤放射治疗靶区勾画与射野设置》《肿瘤放射治疗危及器官勾画》等优秀的放疗译著,对我国放疗事业的发展起到积极的促进作用。因此,该书事宜我首先想到这家出版社。但版权引进颇费周折,幸赖天津科技翻译出版有限公司不懈努力,才终于达成。诸位专家虽要事繁忙却均欣然应邀参与翻译,让我不胜感激;又蒙郎锦义教授和王绿化教授亲笔作序,更令我备感荣幸。

我希望由各位专家和我翻译,恩师黎功教授主审的这本书能在广大医师心中成为既可以在闲暇时慢慢品读,又能在工作亟需时随手就能查到所需内容的专业书。

翻译中,不时困扰我们的其中一个难题就是很多专业名词目前还没有统一中文译法。在查阅大量文献的基础上,我们斟酌再三选取其中既相对接受度广又切实符合英文原意的译法。

我们对每一个词句都仔细推敲,力争做到既不失原意原味,又明晰通畅。但即使这样,也可能存在不少疏失,还望各位名家和同道阅后,给予一一指点。

最后,向我亲爱的家人们表示感谢,谢谢你们一直以来的默默支持和付出。

崔剑雄

前　言

　　图像引导三维适形和调强放射治疗的目的是提高肿瘤照射剂量，并使正常组织受量维持在可接受水平内。因此，对大体肿瘤体积（GTV）、临床靶体积（CTV）、计划靶体积（PTV）、危及器官（OAR）等靶区的勾画至关重要。而靶区勾画建立在对人体解剖学、影像解剖学，以及在放疗计划和治疗过程中解剖与几何形变等方面深入了解的基础上。

　　为满足放疗医师需求，我们编写本指南以指导识别勾画需行放疗的淋巴结。这也呼应了相关研究发现：不同的放疗中心之间，甚至同一放疗中心的不同放疗医师之间对勾画淋巴结都存在差别。

　　本书在对人体淋巴系统解剖进行简要描述后，介绍了主要的解剖分区。解剖分区考虑到各区域的淋巴引流途径以及不同肿瘤的淋巴结累及途径。我们对头颈和纵隔应用了业已成熟的分区方法，而在腹盆部则使用了更多近期或仍发展的分区方法。我们还提供了各个区域的淋巴结参考表以方便识别在平扫中难以辨识的淋巴结。

　　我们已经与经验丰富的放射科医生一道对每个解剖区域的 CT 扫描定位制订了标准，包括标准化的扫描参数、患者定位和固定。

　　在本书的第 2 部分，我们阐述了放射影像在包括淋巴结在内的靶区勾画，尤其是图像引导放射治疗（IGRT）中的作用和重要性。

　　在第 3 部分中，放射科医师与放疗医师在 CT 定位扫描中标注和勾画了淋巴结，同时标识了解剖标志，并为之进行了编号。本书转载了对 CT 图像的讨论，从头颈部到盆腔，查看扫描图像时翻页即可看影像解剖表。

　　我们很清楚，我们的工作还远远没有解决淋巴结区域识别的所有问题，比如每个患者身体形态的变化。但我们仍希望该书将被证明是年轻乃至稍高年资的放疗医师的有用工具，对精确放疗起到应有的支持。

Giampiero Ausili Cefaro

Carlos A. Perez

Domenico Genovesi

Annamaria Vinciguerra

（崔剑雄 译　张巍 校）

目 录

第 1 部分

总　论

1.1 头颈部区域淋巴结

头颈部[1, 2]淋巴引流非常丰富,自颅底始,通过颈静脉链、副神经链和颈静脉角附近的颈横链,最终汇入胸导管。

头颈部器官的淋巴引流一般为单侧,但扁桃体、软腭、舌根、咽后壁,尤其是鼻咽部,淋巴向双侧引流。声带、鼻旁窦和中耳无或仅有少量淋巴管。

根据 Rouvière 所述,头颈部淋巴结形成多个群和链,沿大血管走行分布(图 1.1)。主要的淋巴结群如下:

● 颈周围淋巴结环,包括上颈的 6 个淋巴结群:

–枕淋巴结;

–乳突或耳后淋巴结;

–腮腺淋巴结;

–颌下淋巴结;

–颏下淋巴结;

–面淋巴结。

● 舌下淋巴结和咽后淋巴结,在颈周围淋巴结深面。

● 颈前淋巴结和颈外侧淋巴结,分别位于颈前区和颈外侧。

1.1.1 枕淋巴结

邻近枕动脉。Rouvière 将之分为 3 组:浅表组、筋膜下组和肌深面组。

浅表组位于胸锁乳突肌与斜方肌止点水平,筋膜下组在头夹肌浅面,肌深面组位于头夹肌深面。

枕淋巴结接受枕部头皮皮肤和上颈背部深面的淋巴引流。

1.1.2 乳突或耳后淋巴结

位于胸锁乳突肌前份和上份止点浅面。

接受中耳、颞部后份和颅顶的淋巴引流。

1.1.3 腮腺淋巴结

腮腺淋巴结分为:

● **浅表淋巴结**。位于耳屏前份,沿浅表颞血管分布。

● **腺体外筋膜下淋巴结**。位于腮腺筋膜的深面。

● **腺体内深淋巴结**。分散位于腺体中,邻近颈外静脉和面神经。

它们接受腮腺、额、颞、泪腺、上眼睑、下眼睑外侧、鼓膜、咽鼓管、耳郭、外耳道、鼻、

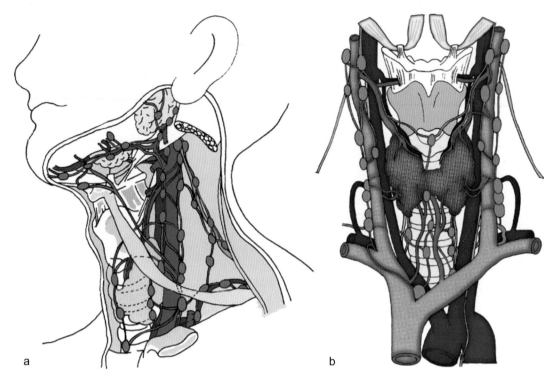

图 1.1a,b　主要头颈部淋巴结。(a)侧面观。(b)前后观。

上唇、颊、磨牙区牙龈的淋巴引流。

1.1.4 颌下淋巴结

　　颌下淋巴结属于颈深淋巴结,位于颌下区,紧邻唾液腺和面前静脉。Rouvière 将其分为 5 组:颌下腺周围组、血管周围组、血管后、颌下腺后以及颌下腺包膜内。

　　它们接受下唇、颊部、颊、牙龈、牙、睑结膜、舌前部、颌下腺、舌下腺以及口底的淋巴引流。

1.1.5 颏下淋巴结

　　颏下淋巴结位于舌骨上区域浅份,舌骨舌肌下。

　　它们接受颏、下唇、颊、牙龈、下门齿、口底和舌尖淋巴引流。

1.1.6 面淋巴结

　　面淋巴结沿面淋巴管分布,后者与面动静脉走行相同。它们包括颊肌、下颌、眶下和颧淋巴结,接受相应区域淋巴引流。

1.1.7 舌下淋巴结

　　舌下淋巴结出现的位置不恒定,沿舌淋巴管分布。

1.1.8 咽后淋巴结

　　咽后淋巴结分为内侧组和外侧组。内侧组位于舌骨以上咽后壁。外侧组位于寰椎水平,邻接咽后壁外侧缘。

　　它们接受鼻腔、副鼻窦、腭、中耳、鼻咽和口咽的淋巴引流。

1.1.9　颈前淋巴结

颈前淋巴结位于舌骨下,双侧颈血管神经鞘之间。它们分为两组:

1. 颈前静脉链。位于颈浅筋膜深面,沿颈前静脉走行分布。

2. 内脏周围淋巴结。位于喉(喉前淋巴结)、甲状腺(甲状腺前淋巴结)、气管(气管前淋巴结)的前面和气管旁(喉返神经链)。它们接受喉、甲状腺、气管和食道淋巴引流。

1.1.10　颈外侧淋巴结

颈外侧淋巴结分为:

● **颈浅群(颈外静脉链)**。沿颈外静脉走行分布。

● **颈深群**。位于颈动脉附近和锁骨上窝,向后达斜方肌深面,向下向前至锁骨下的前胸。Rouvière 将之分为 3 组:

1. 颈内静脉链及其分支。包括前组和外侧组。前组在颈内静脉前方。外侧组位于静脉外侧壁旁,上达二腹肌后腹,下至颈下份肩胛舌骨肌与颈内静脉交叉处。接受头颈前部、鼻腔、咽、耳、舌、腭、唾液腺、扁桃体和甲状腺淋巴引流。

2. 副神经链。沿颈后三角副神经外支分布。在斜方肌下份,从胸锁乳突肌后缘开始,到冈上窝的上界。接受枕部、耳后、肩胛上、后颈背部和外侧颈背部、颈外侧以及肩部淋巴引流。

3. 颈横链(锁骨上)。沿颈横动脉分布。位于副神经链下界与颈静脉角之间。接受副神经链、乳腺区、颈前和颈外侧以及上肢的淋巴引流。

（张石川　译　崔剑雄　校）

1.2　胸部淋巴结

胸部淋巴结[3]分为胸壁和内脏两部分。

1.2.1　胸壁淋巴结

胸内淋巴结。在胸骨后方两侧形成两条淋巴链,自剑突到第一肋沿胸廓血管分布。接受前胸壁皮肤、前肋间、上腹壁、内乳区和前横膈区淋巴结的淋巴回流。

肋间淋巴结。位于肋间隙的后部,毗邻肋骨头,亦称椎旁淋巴结,引流胸壁淋巴管。胸壁淋巴管接受来自胸膜壁层、脊髓和椎旁的淋巴。

纵隔淋巴结。位于膈肌凸面,成群分布在心包底部的疏松组织上。共分为 4 组:前组在剑突后侧,右侧组在膈肌下腔静脉裂孔水平,左侧组靠近膈神经,后组在膈肌脚后方。它们接受横膈的淋巴回流。

1.2.2　内脏淋巴结

Rouvière 把胸部的内脏淋巴结分成 4 组(图 1.2):

1. 前纵隔或血管前淋巴结。走行于胸骨与心脏之间和大血管前方,收集来自胸腺、心脏和气管的淋巴。

2. 后纵隔或食管旁淋巴结。位于心包后方和脊柱之间:分为食管前、后两组,引流食管及其侧方、后方的淋巴。

3. 气管支气管旁淋巴结。它们数量众多,分布于气管、主支气管周围,接受肺和心脏的淋巴回流。分为以下 3 组:

－肺门淋巴结,位于支气管和纵隔胸膜的反折起始处;

－隆嵴下淋巴结,位于隆嵴下方;

－气管旁淋巴结,位于气管的前方、两

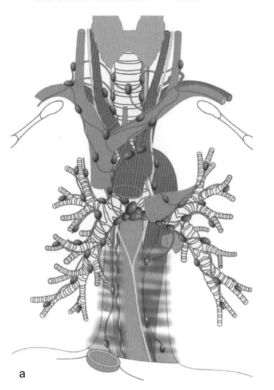 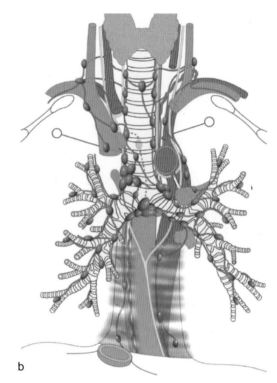

a　　　　　　　　　　　　　　　　　b

图 1.2a,b　主要纵隔淋巴结。(a)浅面观。(b)深面观

侧,有一小部分在后方。

4. **肺内淋巴结**。沿肺内支气管分支分布。

(祝淑钗 李曙光 译　崔剑雄 校)

1.3　上腹部区域淋巴结

腹部淋巴结[1,3,4]可分为两大组:内脏淋巴结和腰主动脉淋巴结(图 1.3)。

1.3.1　腹部内脏淋巴结

重要的淋巴结链按腹部器官淋巴引流途径可分为:

● **冠状链**(胃左淋巴结)。该链沿胃小弯和胃左动脉分布。

● **胃网膜链**(胃右淋巴结)。该链沿胃大弯分布。

● **脾链**(胰脾链)。该链沿胰腺上缘和脾门分布。

● **肝链**(肝淋巴结)。该链沿肝动脉和胰腺后胆总管分布。

● **肠系膜上下链**。走行于肠系膜结构内,该链的淋巴结在空肠水平尤为丰富,在此处沿肠系膜血管和肠系膜根部分布。

1.3.2　腰主动脉淋巴结

根据与腹主动脉和下腔静脉的位置关系,腰主动脉淋巴结可分为 8 个亚组。我们在下面列出了位于腹主动脉周围的淋巴结亚组。

● **腹主动脉外侧组**(双侧)。腹主动脉右外侧亚组可进一步分为腹主动脉下腔静脉间亚组、下腔静脉外侧亚组、下腔静脉前亚组及下腔静脉后亚组。这些亚组均毗邻

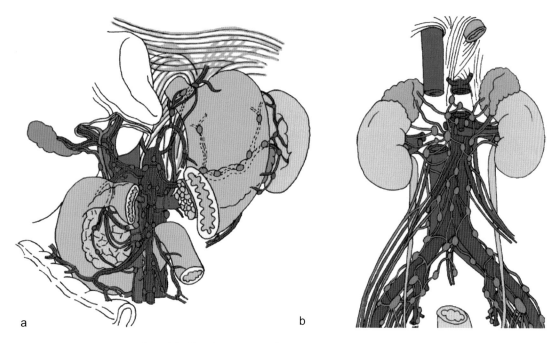

图 1.3a,b 主要腹部淋巴结。(a)胃周淋巴结。(b)沿腹部大血管分布的淋巴结。

于下腔静脉。腹主动脉外侧组接受髂总淋巴结、腰淋巴管、睾丸淋巴管和子宫卵巢淋巴管的淋巴液。

● 腹主动脉前组。该组淋巴结紧邻肠系膜上、下动脉起始部的下方,接受直肠、结肠、小肠、胰腺、胃、肝和脾处淋巴管的汇入。

● 腹主动脉后组。该组淋巴结位于腹主动脉后方、第三至第四腰椎前方。

（崔剑雄 译 张巍 校）

1.4 盆腔区域淋巴结

盆腔淋巴引流[1,3,4]通常分为两个淋巴结链:腹壁淋巴结链和内脏淋巴结链。腹壁淋巴结链包括皮肤淋巴管和前、后盆壁浅筋膜淋巴管。内脏淋巴结链包括引流泌尿生殖区、直肠和腹膜的淋巴管。

除了严格位于内脏部位的淋巴结,盆腔内脏淋巴结也包括以下淋巴结组(图 1.4)[5]。

1.4.1 髂总淋巴结组

它包括 3 条淋巴结链:

1. 外侧淋巴结链。

2. 中间淋巴结链。

3. 内侧淋巴结链。

外侧淋巴结链是髂外淋巴结外侧链的延伸,位于髂总动脉外侧。中间淋巴结链由腰骶窝淋巴结组成的,其前界是髂总血管,外侧界为腰大肌,内侧界为腰骶椎,后界/下界是骶骨翼。淋巴结可位于髂总动脉和静脉之间。内侧淋巴结链位于由两条髂总动脉形成的三角区,上界是腹主动脉分叉,下界是髂总动脉分叉。骶岬部淋巴结包含于此链。

髂总淋巴结接收髂内、髂外和骶前淋巴结的淋巴,还引流一些直接来自盆腔脏器的淋巴管。髂总淋巴结的淋巴管向上流入腹主

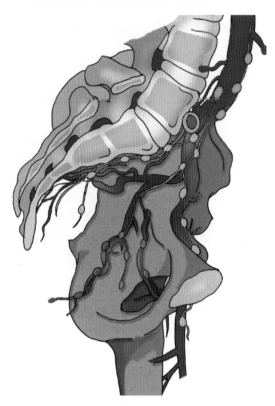

图 1.4   主要盆腔淋巴结

动脉旁淋巴结。

1.4.2 髂内淋巴结组(或下腹淋巴结组)

髂内淋巴结包括多条淋巴结链,它们分布于髂内动脉各种内脏分支,如子宫动脉、直肠下动脉和直肠中动脉的前列腺分支、臀上动脉和臀下动脉、阴部内动脉。由于这些淋巴结彼此相邻,因此很难分辨。然而,我们可以区分出两个不同的淋巴结链:前淋巴结和骶外侧淋巴结。前淋巴结位于髂内血管前方,接近脐动脉和闭孔动脉的起点。骶外侧淋巴结,沿骶外侧动脉分布,在第一和第二骶孔前方。

髂内淋巴结接受臀部和坐骨淋巴管、闭孔淋巴管以及盆腔内脏淋巴管(来自直肠、膀胱、前列腺、精囊、输精管、子宫和阴道)。

1.4.3 髂外淋巴结组

该组包括分布于髂外血管周围的淋巴结,并包含 3 条淋巴结链:

1. 外侧淋巴结链。
2. 中间淋巴结链。
3. 内侧淋巴结链。

外侧淋巴结链的内侧界为髂外动脉,外侧界为腰大肌。中间淋巴结链位于髂外动脉和静脉之间。内侧淋巴结链在髂外静脉的后方和内侧。

内侧淋巴结链,也被称为闭孔淋巴结,其命名尚有争议。这些淋巴结毗邻闭孔血管,一些学者认为,它不应属于髂外淋巴结,也不应属于髂内淋巴结。然而,其他学者[6]认为,内侧淋巴结链在功能上与髂外淋巴结链相连,上界是髂外静脉,后界是髂内动脉、输尿管盆段,下界是闭孔神经。在外科术语中将内侧淋巴结链称为闭孔淋巴结,但不应将其与位于闭孔下部、闭孔管内口内的那个小而孤立的淋巴结相混淆。该单个淋巴结通过其输出淋巴管在功能上与髂内淋巴结链相连。

髂外淋巴结接受旋髂淋巴管、部分泌尿生殖系统淋巴管、腹股沟淋巴管、来自腹壁前部和脐下部分的深淋巴管。

1.4.4 骶骨或骶前淋巴结

它们位于骶骨前方,在直肠两旁,引流直肠和盆壁的淋巴。

1.4.5 腹股沟淋巴结

腹股沟淋巴结分为浅淋巴结和深淋巴结。

腹股沟浅淋巴结位于腹股沟韧带前方的皮下组织,沿股静脉和隐静脉的浅表(远

端)走形。在大隐静脉注入股静脉处,设想相互垂直的水平线和垂直线将它们进一步细分为 4 个群:

　　1. 上外侧群。

　　2. 上内侧群。

　　3. 下外侧群。

　　4. 下内侧群。

　　下外侧群和下内侧群引流下肢浅淋巴管。上外侧群接受来自臀外侧部浅淋巴管,以及腹壁脐下区外侧和后侧的浅淋巴管。上内侧群引流外生殖器、肛门、会阴浅层、臀部内侧和腹壁脐下前部。

　　腹股沟深淋巴结沿着股管内的股动脉、静脉分布,处于股静脉内侧,之后汇入髂外淋巴结组的内侧淋巴结链。CT 图像上难以观察的筋膜将其与腹股沟浅淋巴结分开。腹壁下血管和旋髂血管起点处的腹股沟韧带是腹股沟深淋巴结与髂外淋巴结组内侧淋巴结链的分界。

　　腹股沟深淋巴结引流来自腹股沟浅淋巴结、阴茎头、阴蒂和部分下肢深淋巴管的淋巴。

　　　　　　(林武华　崔剑雄　译　黄前堂　校)

第 **2** 章

淋巴结分组

我们的身体存在着丰富的淋巴管网和众多的淋巴结,这促使学者们在制订淋巴结分组时需考虑到在不同区域的淋巴引流途径,并有利于描述肿瘤进展途径。

不同解剖区域的淋巴结分组主要由外科医生制订。它有益于外科手术的实施和规范化,并为保证手术的重现性提供了有效的工具。

随着新的放射治疗技术的发展（特别是适形放射治疗),淋巴结预防照射越来越有选择性,肿瘤放疗医师也开始使用这些分组来勾画淋巴结临床靶体积(CTV)[7,8]。

为在 CT 上勾画淋巴结,我们采纳了以下分组方法:

● **头颈部区域淋巴结**。美国头颈学会/美国耳鼻喉-头颈外科学会 (AHNS/AAO-HNS)1998 年提出的 Robbins 分区。

● **纵隔区域淋巴结**。美国癌症联合委员会/国际抗癌联盟 (AJCC / UICC)1996 年提出的 Mountain 和 Dresler 分组。

● **上腹部区域淋巴结**。日本胃癌学会分组(JGCA)。

● **盆腔区域淋巴结**。我们参考了相对于主要动脉为参照的淋巴结组分布。

（崔剑雄 译　张石川 校）

2.1 头颈部区域淋巴结

Rouvière [2]1938 年提出的颈部淋巴结分组在当时被广为接受,并沿用了将近 40 年。该分组法的雏形可追溯到 1930 年的 Trotter[9]和更早的 1909 年 Poirer 和 Charpy[10]提出的分组法。Rouvière 根据触诊的解剖标志和手术边界划分不同淋巴结组。

此后,基于新的临床和病理生理认识,尤其是外科淋巴结清扫技术的进展,颈部淋巴结分组得以改进,因此几种新的分区法被相继提出[11-14]。

1991 年,美国耳鼻喉-头颈外科学会采纳了纪念斯隆-凯特琳癌症中心医院(纽约)提出的方案[15],将颈部淋巴结分为不同的区。此分区法也称 Robbins 分区[16],共包括 7 个区:

● IA 区,颏下淋巴结。
● IB 区,颌下淋巴结。
● II 区,颈静脉上组淋巴结。
● III 区,颈静脉中组淋巴结。
● IV 区,颈静脉下组淋巴结。
● V 区,颈后三角淋巴结。
● VI 区,颈前区淋巴结。

Robbins 分区考虑了颈清扫的概念。咽后、腮腺、颊和枕部等外科通常不做清扫的淋巴结群没有包括在内。UICC 随后推荐使用该分区法[17]。

1992 年，恶性肿瘤 TNM 分期根据 Rouvière 的描述[18]将头颈部淋巴结分为 12 组：

1. 颏下淋巴结。
2. 颌下淋巴结。
3. 颈静脉上组淋巴结。
4. 颈静脉中组淋巴结。
5. 颈静脉下组淋巴结。
6. 颈后淋巴结(沿副神经链分布)。
7. 锁骨上淋巴结。
8. 喉前和气管旁淋巴结。
9. 咽后淋巴结。
10. 腮腺淋巴结。
11. 颊淋巴结。
12. 耳后和枕淋巴结。

1997 年，第 5 版的 AJCC 分期[19]在 Robbins 分区的基础上引入了胸骨切迹以下淋巴结区。尽管该淋巴结群位于上纵隔，不属于颈部范畴，但部分头颈部肿瘤可能转移至此(如声门下、下咽和甲状腺肿瘤)。

1998 年，美国头颈外科学会(AHNS)的淋巴分区项目启动 10 年后，AHNS 联合 AAO- HNS 参考新版的 AJCC 分期[19]，更新了 1991 年的分区体系。K.Thomas Robbins 是当时 AHNS 委员会主席，委员会委员、影像学家 Peter M. Som 负责确定各分区的影像学边界。委员会决定沿用 6 个区的分区法(上纵隔的 VII 区被排除)，并以解剖部位命名各区(如咽后、腮腺、颊、耳后和枕下淋巴结)。新分区的改变反映了颈清扫分区的修改，并对 II 区和 V 区进一步划分。II 区以副神经为界分为 IIA 和 IIB；V 区以环状软骨下缘为界分为 VA 和 VB 区[20-23]。

每一个亚分区命名的部位都有淋巴结转移相关的临床意义。比如，IIB 区转移淋巴结一般来自口咽或鼻咽的肿瘤，而较少累及口腔、喉和下咽等处的肿瘤。因此，如果原发灶位于后几个部位，而 IIA 区没有临床受累，则颈清扫时不必清扫 IIB 区[20-23]。这一点很重要，避免了在不必要的情况下因清扫该区而损伤副神经，进而导致斜方肌功能受损。IA 区的处理也遵从类似外科原则，只有口底、舌活动部或下颌前牙槽弓出现肿瘤时，才清扫该区。V 区分为 VA 区和 VB 区的依据来自于临床观察。原发于鼻咽、口咽和后份头皮的肿瘤转移至 VA 区，而 VB 区转移主要来自甲状腺肿瘤(图 2.1; 表 2.1)。

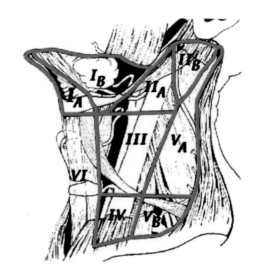

图 2.1　Robbins 分区的 6 区淋巴结的图示。转载自 Robbins KT, Atkinson JLD, Byers RM, et al.(2001)[23]

表 2.1　Robbins 分区

分区	命名	详细描述	引流区域
IA	颏下淋巴结	位于二腹肌前腹与舌骨围成的三角形界内	口底、舌前份、下颌前牙槽嵴、下唇
IB	颌下淋巴结	边界为二腹肌的前后腹、茎突舌骨肌和下颌骨体。它包括腺体前后和血管前后淋巴结。颌下腺通常在该三角区域的清扫中与淋巴结一并移除	口腔、鼻前腔、面中部软组织以及颌下腺
IIA–IIB	颈静脉上组淋巴结	颈内静脉上 1/3 段和副神经旁淋巴结,上界颅底,下界为舌骨下缘。前(内)界为胸骨舌骨肌外缘和茎突舌骨肌;后(外)界为胸锁乳突肌后缘 IIA:副神经前(内)方淋巴结 IIB:副神经后(外)方淋巴结	口腔、鼻腔、鼻咽、口咽、下咽、喉和腮腺
III	颈静脉中组淋巴结	颈内静脉中 1/3 段周围淋巴结,上界为舌骨下缘,下界为环状软骨下缘。前(内)界为胸骨舌骨肌外缘,后(外)界为胸锁乳突肌后缘或颈丛感觉支	口腔、鼻腔、鼻咽、口咽、下咽和喉
IV	颈静脉下组淋巴结	颈内静脉下 1/3 段周围淋巴结,上界为环状软骨下缘,下界为锁骨,前(内)界为胸骨舌骨肌外缘,后(外)界为胸锁乳突肌后缘或颈丛感觉支	下咽、颈段食管和喉
VA–VB	颈后三角淋巴结	主要为副神经下半段和颈横动脉附近淋巴结,也包括锁骨上淋巴结。上界为胸锁乳突肌和斜方肌交汇处,下界为锁骨。前(内)界为胸锁乳突肌后缘或颈丛感觉支,后(外)界为斜方肌前缘 VA:环状软骨下缘以上部分,包括沿副神经分布的淋巴结 VB:环状软骨下缘以下部分,包括沿颈横动脉分布的淋巴结和锁骨上淋巴结。但 Virchow 淋巴结属于 IV 区	鼻咽和口咽
VI	颈前区淋巴结	气管前和气管旁淋巴结,环状软骨前淋巴结(Delphian 淋巴结),甲状腺周围淋巴结,包括喉返神经旁淋巴结。上界为舌骨,下界为胸骨上切迹,外侧界为双侧的颈总动脉	甲状腺、声门、声门下、梨状窝尖和颈段食管

来源:Robbins KT,Clayman G,Levine PA,et al.(2002)[22]

（张石川　译　崔剑雄　校）

最近一些学者[24]提出将 VA 区进一步分为 VAs(superior,上)和 VAi(inferior,下),以舌骨体上缘为界,约相当于副神经下 2/3 水平。IIB 区的后界与 VA 区的上份之间没有明确的边界,实际上在颈清扫中很难区分。即使很有经验的外科医生在清扫 IIB 时,通常也会连带清扫 VA 的上份。早在 1987 年,Suen 和 Goepfert[25]就提议将现在的 VA 上份划入 IIB 区,而 V 区的上界因此降低到邻近副神经下段。

此外,VA 区上份只包括浅筋膜浅面的枕部淋巴结和少量的位于胸锁乳突肌枕部止点附近的筋膜下和肌肉下淋巴结。这些淋巴结接受枕部和乳突皮肤的淋巴引流。除了上述部位的皮肤癌,头颈部肿瘤较少转移到此。因此,在颈清扫或颈部放疗时[26],除外后部头皮和颈部的皮肤癌，V区的上份都不需要处理。

这些学者还提出将IV区分为IVA(胸锁乳突肌胸骨深面)和IVB(胸锁乳突肌锁骨头深面)，Robbins曾有类似提法[20]。另外，Byers等[27]曾提出将颈内静脉远后份的淋巴结定义为IIIB。

2.2 纵隔区域淋巴结

与头颈部类似，纵隔淋巴结分区有不同分类系统，且已更新多年。

1967年，Rouvière[3]把肺部淋巴结分成4组：

1. 前纵隔组。
2. 后纵隔组。
3. 气管支气管旁组。
4. 肺内组。

随后，人们又提出了两种分组方法：一种是改编自Naruke的美国癌症联合委员会(AJCC)分组法，另一种是美国胸科学会(ATS)和肺癌研究小组(ICSG)的分组法[32-36]。

1978年，Naruke制订了一种解剖标识图谱，对各组淋巴结进行编号[29]，并提供了14组淋巴结解剖定义：

1. 上纵隔淋巴结，位于胸腔内气管的上1/3处。
2. 气管旁淋巴结，相当于第1、4组淋巴结之间水平，沿气管两侧分布。
3. 气管前后或后纵隔和前纵隔淋巴结。
4. 气管支气管淋巴结，位于气管和主支气管交界处（在右侧它们位于奇静脉的水平，左侧它们毗邻主动脉弓下淋巴结）。
5. 主动脉下淋巴结。
6. 主动脉旁淋巴结。

7. 隆嵴下淋巴结。
8. 食管旁淋巴结(隆嵴以下)。
9. 肺韧带淋巴结。
10. 肺门淋巴结。
11. 叶间淋巴结(右侧叶间淋巴结，必要时，可分为上下两组)。
12. 肺叶淋巴结。
13. 肺段淋巴结。
14. 亚段淋巴结。

日本肺癌协会采用此解剖标识图谱还出版《肺癌分期手册》。该手册基于CT图像与手术结果详细描述了Naruke所定义的各组淋巴结。尽管此手册在日本广泛应用，但并没有被人们普遍接受，主要原因之一是缺乏英文译本，其英文译本直到2000年3月才问世[37]。

AJCC提出了13组淋巴结分组法[38]，但未描述各组淋巴结的解剖边界：

- **第2站淋巴结(N2)(纵隔内)**
  - 上纵隔淋巴结
  1. 最上纵隔淋巴结。
  2. 上气管旁淋巴结。
  3. 气管前和气管后淋巴结。
  4. 下气管旁淋巴结（包括奇静脉淋巴结）。
  - 主动脉淋巴结
  5. 主动脉下(主动脉窗)。
  6. 主动脉旁淋巴结（升主动脉或膈神经）。
  - 下纵隔淋巴结
  7. 隆嵴淋巴结。
  8. 食管旁淋巴结(隆嵴下)。
  9. 肺韧带淋巴结。
- **第1站淋巴结(N1)(位于纵隔胸膜返折处远端)**
  10. 肺门淋巴结。

11. 叶间淋巴结。

12. 叶内淋巴结。

13. 肺段淋巴结。

1983 年,美国胸科学会(ATS)成立了肺癌委员会,以制订一个区域淋巴结图谱,来满足所有肺癌相关医学专科的需求[32]。分组方法的指导原则是:避免使用"纵隔"和"肺门"这样的术语,因为它们在临床解剖学上没有明确定义;使用纵隔镜检查可识别的主要解剖结构(因此,在右侧:无名动脉、气管、奇静脉、右主支气管、右上叶支气管起始部、隆嵴;左侧:主动脉、左肺动脉、动脉韧带、左主支气管);利于所定义边界在标准的胸部 X 线或 CT 扫描上可视。

以下为开胸手术前分期提供了区域淋巴结定义。

X. 锁骨上淋巴结

2R. 右上气管旁(无名动脉上)淋巴结。位于无名动脉下缘、气管和肺尖之间,气管中线右侧。此组包括右最上纵隔淋巴结。

2L. 左上气管旁（主动脉上方）淋巴结。位于主动脉弓上缘和肺尖之间,气管中线左侧。此组包括左最上纵隔淋巴结。

4R. 右下气管旁淋巴结。位于头臂动脉下缘与奇静脉上缘之间,气管中线右侧。此组包括一些气管前和腔静脉旁淋巴结。

4L. 左下气管旁淋巴结。位于主动脉弓上缘与隆嵴水平之间,气管中线左侧,内侧到肺动脉韧带。此组包括部分气管前淋巴结。

5. 主肺动脉窗淋巴结。主动脉弓下和主动脉旁淋巴结,位于动脉韧带、主动脉和左肺动脉的外侧,左肺动脉第一分支的近侧。

6. 前纵隔淋巴结。升主动脉和无名动脉的前方的淋巴结。此组包括部分气管前淋

巴结和主动脉前淋巴结。

7. 隆嵴下淋巴结。淋巴结位于气管隆嵴下方,但和肺内的下叶支气管和动脉不相连。

8. 食管旁淋巴结。气管后壁和食管中线左右两侧的背侧,包括气管后淋巴结,不包括隆嵴下淋巴结。

9. 左、右肺韧带淋巴结。位于左、右肺韧带内。

10R. 右气管支气管淋巴结。位于气管中线右侧,从奇静脉上缘水平到右上支气管起始处。

10L. 左支气管周围淋巴结。位于隆嵴和左上叶支气管之间,气管中线左侧,动脉韧带内侧。

11. 肺内淋巴结。位于主支气管远端和双肺手术标本内。此组包括叶间淋巴结、叶内淋巴结和段淋巴结。根据 AJCC 分组标准,开胸术后可将其细分为第 11、12 和 13 组淋巴结。

在实践中,人们对 AJCC 分组法进行了以下修订:

- AJCC 分组方法中第 1、2、3、5、6、7、8和 9 组淋巴结大致保持不变,但根据已确立的规则,一些淋巴结已经被重命名。

- ATS 分组标准中胸膜返折不作为参考,因为其位置不固定且影像学不能识别。

- 固定的解剖标志在识别重要区域淋巴结方面是很有帮助的,如第 4 组和第 10 组淋巴结（例如,4R 和 10R 通过奇静脉分开,而4L 和 10L 通过隆嵴水平分开）。

两种分组方法之间的比较见表 2.2[32]。

这些分类提出 10 年之后,修订后的Naruke/ATS-LCSG 分组标准统一了这两种分类。1996 年 AJCC 和 UICC 均采纳了此分组标准。

表 2.2　AJCC 分组方法与 ATS 分组方法的比较

淋巴结组	AJCC 分组	ATS 分组
1	最上纵隔淋巴结	包括第 2 组淋巴结
2	上气管旁淋巴结	基本不变
3	气管前和气管后淋巴结	如果在气管前,则根据解剖位置包括在第 2、4 或 6 组淋巴结;如果在气管后方,则划入第 8 组淋巴结
4	下气管旁淋巴结	明确了该组"有争议"淋巴结边界
5	主动脉下淋巴结	称为主肺动脉淋巴结,包括主动脉和肺动脉外侧淋巴结,以及主肺动脉窗淋巴结
6	主动脉旁淋巴结	称为前纵隔淋巴结,包括一些气管前和主动脉前淋巴结
7	隆嵴淋巴结	保持不变
8	食管旁淋巴结	保持不变
9	肺韧带淋巴结	保持不变
10	肺门淋巴结	称为左支气管周围淋巴结和右气管支气管淋巴结
11	叶间淋巴结	列为肺内淋巴结组
12	叶内淋巴结	划入第 11 组淋巴结
13	肺段淋巴结	划入第 11 组淋巴结

1997 年,Mountain 和 Dresler[39,40]出版了最终版本,给出了各组淋巴结的解剖边界(图 2.2)。其优点是,外科医生和病理科医生在描述肺癌局部侵犯时,有统一语言。

Mountain/Dresler 统一后的分组包括 14 组淋巴结,通过名称和编号标识(表 2.3)。这些组淋巴结包括纵隔胸膜返折处淋巴结(N2)和肺门、肺内淋巴结(N1)。N2 淋巴结包括 3 组:上纵隔淋巴结(第 1~4 组)、主动脉淋巴结(第 5、6 组)和下纵隔淋巴结(第 7~9 组)。除外最上纵隔、血管前和气管后、主动脉弓旁、隆嵴下和食管旁等组,各组淋巴结均为左右两侧分布。

除上述分组标准以外,一些学科协会[41,42]或医师[43]组织也制订了其他分组标准。其中,日本食管疾病学会[41]的分组标准颇有名气。

105. 胸上段食管旁淋巴结。位于胸上段食管旁两侧,在胸骨上缘与气管分叉水平之间。

106. 胸部气管旁淋巴结。位于胸部气管的两侧。

107. 气管隆嵴下淋巴结。后界为食管,上界为气管分叉,下界到主支气管分叉水平。

108. 胸中段食管旁淋巴结。位于胸中段食管两侧及前方(气管分叉和胃食管交界处之间的近端区域)。

109. 肺门淋巴结。位于肺门血管和主支气管周围,至主支气管刚开始分叉处。

110. 胸下段食管旁淋巴结。位于胸下段食管两侧及前方(气管分叉和胃食管交界处之间的远端区域)

111. 膈淋巴结。位于食管裂孔周围 5cm 范围内。

112. 后纵隔淋巴结。位于食管后方,胸主动脉周围。

1990 年,Akiyama[44]对这个分组标准进行了修改和补充,他提出把食管淋巴结细分

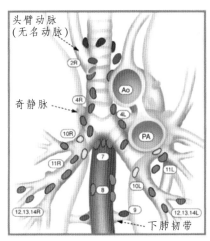

上纵隔淋巴结

● 1 最上纵隔淋巴结

● 2 上气管旁淋巴结

● 3 血管前气管后淋巴结

◐ 4 下气管旁淋巴结
（包括奇静脉淋巴结）

N₂=单个，同侧
N₃=单个，对侧或锁骨上

主动脉淋巴结

● 5 主动脉下淋巴结（主肺动脉窗）

● 6 主动脉旁淋巴结
（升主动脉或横膈）

下纵隔淋巴结

◐ 7 隆嵴下淋巴结

◐ 8 食管旁淋巴结
（隆嵴以下）

◐ 9 肺韧带淋巴结

N₁ 淋巴结

○ 10 肺门淋巴结

◐ 11 叶间淋巴结

◐ 12 叶内淋巴结

◐ 13 段淋巴结

◐ 14 亚段淋巴结

图 2.2　Mountain-Dresler 的 AJCC/UICC 版淋巴结分组。Mountain CF 和 Dresler CM（1997）[40]

为七组。

1. 颈部淋巴结

● 深部侧方淋巴结（位于副神经链或 VB 区）。

● 深部外侧淋巴结（或 IV 区，颈内静脉外侧，包括锁骨上淋巴结下方）。

● 深部内侧淋巴结（或 IV 区，颈内静脉内侧）。

2. 上纵隔淋巴结

● 喉返神经淋巴链。

● 气管旁淋巴结。

● 头臂干淋巴结。

● 食管旁淋巴结。

● 主动脉弓下淋巴结。

3. 中纵隔淋巴结

● 气管分叉淋巴结。

● 肺门淋巴结。

● 食管旁淋巴结。

4. 下纵隔淋巴结

● 食管旁淋巴结。

● 膈淋巴结。

5. 胃上部淋巴结

● 贲门旁淋巴结。

● 胃小弯淋巴结。

表 2.3　Mountain 和 Dresler 制订的 AJCC/UICC 版淋巴结分组

淋巴结组	描述
上纵隔淋巴结	
1　最上纵隔淋巴结	位于头臂静脉(左无名静脉)上缘水平线上方,即位于头臂静脉向上、向左跨越气管前方的中线时该静脉上缘水平以上
2　上气管旁淋巴结	位于主动脉弓上缘水平切线以上,第 1 组淋巴结下缘水平以下
3　血管前和气管后淋巴结	可命名为 3A 和 3P 两组
4　下气管旁淋巴结	右侧淋巴结:位于气管中线右侧,上界为主动脉弓上缘水平切线,下界为右上叶支气管上缘延长线与右主支气管相交处
	左侧淋巴结:位于气管中线左侧,上界为主动脉弓上缘水平切线,下界为左上叶支气管上缘延长线与左主支气管相交处
	这两组淋巴结均包含于纵隔胸膜内。出于研究目的,下气管旁淋巴结还可以分为上组(4s)和下组(4i)。4s 组淋巴结的下界是奇静脉上缘水平切线的延长线(经过气管)。4i 组淋巴结位于 4s 组下界与 4 组淋巴结下界之间
主动脉淋巴结	
5　主动脉下淋巴结(主肺动脉窗淋巴结)	位于动脉韧带或主动脉或左肺动脉的外侧,左肺动脉第一分支的近侧,并位于胸膜返折点以内
6　主动脉旁淋巴结(升主动脉或膈神经淋巴结)	位于升主动脉、主动脉弓或无名动脉的前外侧,主动脉弓水平切线以下
下纵隔淋巴结	
7　隆嵴下淋巴结	位于气管隆嵴下方,但和肺内的下叶支气管和动脉不相连
8　食管旁淋巴结(隆嵴以下)	位于食管两侧,邻近食管壁,不包括隆嵴下淋巴结
9　肺韧带淋巴结	位于肺韧带内,包括位于下肺静脉后壁和下部的淋巴结
N1 淋巴结	
10　肺门淋巴结	叶近端部淋巴结,位于纵隔胸膜反折外,右侧还包括邻近中间干支气管的淋巴结
11　叶间淋巴结	位于叶支气管之间
12　叶内淋巴结	邻近远侧叶支气管
13　段淋巴结	邻近段支气管
14　亚段淋巴结	邻近亚段支气管

来源:Mountain CF 和 Dresler CM(1997)[40]

- 胃左动脉淋巴结。

6. 腹腔干淋巴结

7. 肝总动脉淋巴结

肿瘤放射治疗协作组(Radiation Therapy Oncology Group,RTOG)在已知的肺癌分期[45]的淋巴结分组基础上添加了新的淋巴结组,以帮助进行食管区域淋巴结分组(表 2.4)。

表 2.4 肿瘤放射治疗协作组(RTOG)关于食管淋巴结分组

分组	描述
1	锁骨上淋巴结
2R	右上气管旁淋巴结
2L	左上气管旁淋巴结
3P	后纵隔淋巴结
4R	右下气管旁淋巴结
4L	左下气管旁淋巴结
5	主肺动脉窗淋巴结
6	前纵隔淋巴结
7	隆嵴下淋巴结
8M	中段食管旁淋巴结
8L	下段食管旁淋巴结
9	肺韧带淋巴结
10R	右气管支气管淋巴结
10L	左气管支气管淋巴结
15	膈淋巴结
16	贲门旁淋巴结
17	胃左动脉淋巴结
18	肝固有动脉淋巴结
19	脾动脉淋巴结
20	腹腔淋巴结

(祝淑钗 李曙光 译　崔剑雄 校)

2.3 上腹部区域淋巴结

Rouvière[3]首次详细描述了上腹部区域淋巴结。

日本胃癌研究协会(JRSGC)于 1962 年发表了日文版的《胃癌处理规约》。《胃癌处理规约》几度更新,被外科医生和肿瘤科医生使用了 30 年左右。在第 12 版日文版的基础上,第 1 版英文版的《胃癌处理规约》于 1995 年出版。

《胃癌处理规约》介绍了胃引流淋巴结的分站。根据与原发肿瘤的位置关系共分为 4 站 16 组。分组的定义来自不同部位原发肿瘤的淋巴扩散模式的研究结果,以及不同淋巴结受累情况的生存分析。

1998 年,日本胃癌研究协会(JRSGC)更名为日本胃癌学会(JGCA)。同年,第 13 版《胃癌处理规约》[48]及《JGCA 分组》英文版第 2 版问世[49]。两书均介绍了胃癌分期尤其是病理分期和淋巴结切除的变化[50]。依胃癌不同原发部位区分的 3 站淋巴结分类系统取代了先前的 4 站淋巴结分类系统;第 11 和 12 组淋巴结的定义更加明确;基于各组淋巴结切除情况,提出了新的淋巴结清扫分类方法(D0–D1–D2–D3)。

图 2.3 和表 2.5 列出了日本的淋巴结分组,而表 2.6 列出了 3 站淋巴结的进一步细分。

胰腺、胆管和肝脏的区域淋巴结分组已由各自相关的日本学术协会 (日本胰腺学会[51]、日本肝癌研究组[52]和日本胆道外科学会)发表。胰腺肿瘤、肝内外胆管肿瘤和肝脏肿瘤的分期随后也进行了修改[53-56]。

例如,日本胰腺协会于 1996 年发表了第 1 版英文版《胰腺癌分期》[56]。该版基于 1993 年发表的《胰腺癌处理规约》(前几版发表于 1980 年[51]、1982 年[53]和 1986 年[54])。1997 年,《胰腺癌处理规约》审查委员会对比了日本分期和第 5 版《UICC 分期》[57]。考虑到这两种分期的优缺点后,该委员会着手准备第 5 版《胰腺癌处理规约》。遗憾的是, 第 5 版 《胰腺癌处理规约》 和第 6 版《UICC 分期》于 2002 年同年出版,新的规约未能有机会引入第 6 版 《UICC 分期》变化的内容[58,59]。

我们将胃淋巴结分组方法推行应用于整个上腹部区域,建议的分组方法与胃淋巴结分组在名称和编号上没有不同。例如,胰腺的主要引流淋巴结分组中的部分淋巴结已在胃中列为第 5 到 18 组(图 2.4)[60,61]。唯一不同的

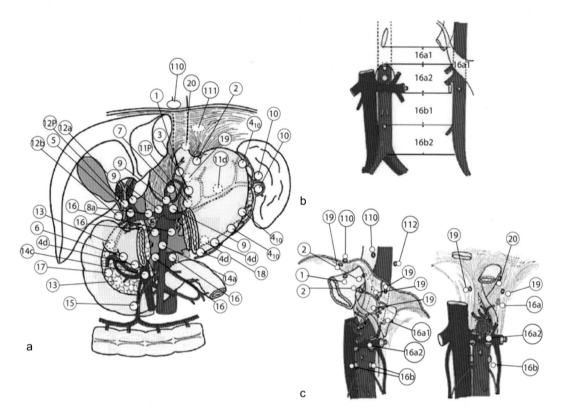

图 2.3a,b,c 日本胃癌学会提出的胃区域淋巴结分组图。(a)胃和胰腺横切面的前视图。(b)腹主动脉周围淋巴结位置的细节。(c)膈食管裂孔淋巴结、膈下节点和腹主动脉旁淋巴结的详细位置。日本胃癌学会(1998)[49]

是,一些淋巴结组被进一步细分,特别是以下这些。

● **第 12 组淋巴结**(肝十二指肠韧带淋巴结)细分为:

-12a1 和 12a2,12b1 和 12b2,12p1 和 12p2(1 表示上组,2 表示下组)。

● **第 13 组淋巴结**(胰后淋巴结)细分为:

-13a(上组)and 13b(下组)。

● **第 14 组淋巴结**(肠系膜上静脉淋巴结)细分为:

-14a: 肠系膜上动脉淋巴结。

-14b: 胰十二指肠下动脉淋巴结。

-14c: 中结肠动脉淋巴结。

-14d: 空肠动脉淋巴结。

● **第 17 组淋巴结**(胰前淋巴结)细分为:

-17a(上组)and 17b(下组)。

(崔剑雄 龙江 刘祖强 译   张巍 崔剑雄 校)

表 2.5　日本胃癌协会(JGCA)关于胃的区域淋巴结分类

名称		描述
1	贲门右淋巴结	食管胃连接部水平,沿胃左动脉分支走行
2	贲门左淋巴结	贲门左侧,也包括膈下动脉的贲门食管分支
3	胃小弯淋巴结	胃小弯侧,沿胃左动脉较低分支走行
4	胃大弯淋巴结	胃网膜动脉周围,靠近胃大弯,根据血管走行分为右侧组和左侧组。右侧组(4d)沿胃网膜右侧血管,跨过第一分支处;左侧组(4s)进一步分为近端(4sa,沿胃短血管分布)和远端(4sb,沿胃网膜左侧血管)
5	幽门上淋巴结	胃右动脉右侧,靠近幽门上方,向下延伸为第 3 组淋巴结
6	幽门下淋巴结	幽门下方,沿胃网膜右动脉起始处至胃大弯起始侧支处
7	胃左动脉淋巴结	位于胃左动脉水平。胃左动脉自腹腔干发出,左侧边界至胃水平,最终分为两终末支
8	肝总动脉淋巴结	位于肝总动脉周围,从肝总动脉起始处到肝固有动脉、胃十二指肠动脉的起始处。可进一步分为前上组(8a)和后组(8p)
9	腹腔动脉周围淋巴结	腹腔干周围,包括肝总动脉和脾动脉根部淋巴结
10	脾门淋巴结	脾门水平,范围超出胰腺尾部;胃网膜动脉第一分支将其与 4sb 组淋巴结分界
11	脾动脉淋巴结	沿脾动脉分布至腹腔干和胰腺尾部,进一步分为近侧(11p)和远侧(11d)
12	肝十二指肠韧带淋巴结	分为 3 个亚组:肝固有动脉旁(12a),位于肝固有动脉和肝门的左上侧;胆总管旁(12b),位于肝动脉和胆总管下份的右侧;门静脉后(12p),位于门静脉后方
13	胰十二指肠后淋巴结	胰头后方淋巴结
14a	肠系膜上动脉淋巴结	起于肠系膜,沿肠系膜上动脉分布
14v	肠系膜上静脉淋巴结	起于肠系膜,沿肠系膜上静脉分布
15	结肠中动脉淋巴结	沿结肠中动脉分布
16a1	主动脉裂孔淋巴结	
16a2	腹主动脉旁淋巴结 (上界为腹腔干上缘,下界为左肾静脉下缘)	
16b1	腹主动脉旁淋巴结 (上界为左肾静脉下缘,下界为肠系膜下动脉上缘)	各亚组包括腹主动脉周围淋巴结,各亚组以肾门为外侧界
16b2	腹主动脉旁淋巴结 (上界为肠系膜下动脉上缘,下界为主动脉分叉水平)	
17	胰前淋巴结	胰头前面的淋巴结
18	胰下淋巴结	胰腺下缘的淋巴结
19	膈下淋巴结	膈肌下的淋巴结
20	食管裂孔淋巴结	
110	胸下段食管旁淋巴结	若食管受侵,此 4 组淋巴结也包含在日本胃癌分组中
111	膈上淋巴结	
112	后纵隔淋巴结	

表2.6　日本胃癌协会(JGCA)关于胃的区域淋巴结分站(1~3站)

淋巴结分组		肿瘤部位					
		LMU/MUL MLU/UML	LD/L	LM/M/ML	MU/UM	U	E+
1	贲门右淋巴结	1	2	1	1	1	
2	贲门左淋巴结	1	Met	3	1	1	
3	胃小弯侧淋巴结	1	1	1	1	1	
4sa	胃大弯淋巴结	1	Met	3	1	1	
4sb	胃网膜左血管周围淋巴结	1	3	1	1	1	
4d	胃网膜右血管周围淋巴结	1	1	1	1	2	
5	幽门上淋巴结	1	1	1	1	3	
6	幽门下淋巴结	1	1	1	1	3	
7	胃左动脉淋巴结	2	2	2	2	2	
8a	肝总动脉淋巴结(前上组)	2	2	2	2	2	
8b	肝总动脉淋巴结(后组)	3	3	3	3	3	
9	腹腔干淋巴结	2	2	2	2	2	
10	脾门淋巴结	2	Met	3	2	2	
11p	脾动脉淋巴结(近侧)	2	2	2	2	2	
11d	脾动脉远端淋巴结(远侧)	2	Met	3	2	2	
12a	肝十二指肠韧带淋巴结(肝固有动脉旁)	2	2	2	2	3	
12b	肝十二指肠韧带淋巴结(胆总管旁)	3	3	3	3	3	
12p	肝十二指肠韧带淋巴结(门静脉后)	3	3	3	3	3	
13	胰后淋巴结	3	3	3	Met	Met	
14a	肠系膜上动脉淋巴结	Met	Met	Met	Met	Met	
14v	肠系膜上静脉淋巴结	2	2	3	3	Met	
15	结肠中动脉淋巴结	Met	Met	Met	Met	Met	
16a1	主动脉裂孔淋巴结	Met	Met	Met	Met	Met	
16a2	腹主动脉旁淋巴结(上界为腹腔干,下界为左肾静脉水平)	3	3	3	3	3	
16b1	腹主动脉旁淋巴结(上界为肠系膜上动脉,下界为左肾静脉水平)	3	3	3	3	3	
16b2	腹主动脉旁淋巴结(上界为肠系膜上动脉,下界为主动脉分叉水平)	Met	Met	Met	Met	Met	
17	胰前淋巴结	Met	Met	Met	Met	Met	
18	胰下淋巴结	Met	Met	Met	Met	Met	
19	膈下淋巴结	3	Met	Met	3	3	2
20	食管裂孔淋巴结	3	Met	Met	3	3	1
110	胸下段食管旁淋巴结	Met	Met	Met	Met	Met	3
111	膈上淋巴结	Met	Met	Met	Met	Met	3
112	后纵隔淋巴结	Met	Met	Met	Met	Met	3

Met:属于远处转移的淋巴结。

E+:食管受侵时重新分站。

U,M,L,D:根据胃的不同位置(U 上 1/3,M 中 1/3,L 下 1/3)及侵犯部位(D 十二指肠)分类;如果胃不止一处受累,不同位置必须根据受累的程度依次列出,最大肿瘤的部位列在最前。

来源:日本胃癌协会(1998)[40]。

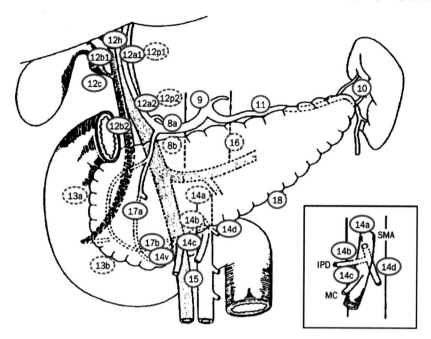

图 2.4　胰腺的主要淋巴结。SMA：肠系膜上动脉；IPD：胰十二指肠下动脉；MC：中结肠动脉；J：空肠动脉。引自
Pedrazzoli S，Beger HG，Obertop H et al.(1999)[61]

2.4　盆腔区域淋巴结

　　Gregoire 指出[6]，盆腔的淋巴引流虽然在解剖学和外科学的教科书均有讲解，但是却没有像头颈、纵隔等解剖部位那样有着被普遍接受的分组方法。相关标准术语的缺乏在很大程度上源于盆腔淋巴结所涉及的鉴别、手术切除和病理解剖学评估等方面的技术困难。例如，沿盆壁分布的淋巴结连续不断地与髂内、外脉管相通，无法被单独研究。此外，狭窄的手术野，使得难以评估各个淋巴结站的解剖界限；对淋巴结进行详细病理检查时，更多时候发现其实是浸润的脂肪和纤维组织以及炎症。

　　Reiffenstuhl[62] 于 1964 年，Plentl 和 Friedman[63]于 1971 年分别对女性生殖器的淋巴结引流进行了初步描述。Mangan 等人[64]尝试建立了妇科肿瘤相关淋巴结分组方法。这些学者提出的分组方法，共包括 9 组主要淋巴结组。

- ●1 组：主动脉旁淋巴结。
- ●2 组：髂总淋巴结。
- ●3 和 4 组：髂外淋巴结。
- ●5 组：闭孔淋巴结。
- ●6 组：臀下淋巴结。
- ●7 组：下腹淋巴结(髂内淋巴结)。
- ●8 和 9 组：骶前淋巴结。

　　虽然这些研究对理解卵巢肿瘤的淋巴引流途径起到了关键作用，但这种分组并没有被广泛采用。1992 年发表的一项研究通过清扫妇科肿瘤患者盆腔淋巴结及腹主动脉旁淋巴结，评估了每个淋巴结组中的淋巴结数，并审阅了当时的命名方法[65]。这项研究将腹主动脉旁淋巴结分为 8 组，将盆腔淋巴结分为 7 组(表 2.7)。

我们同意 Gregoire[6]的观点，他认为各组淋巴结与主要动脉分布相关联的盆腔淋巴结分组方法才最合适于放疗计划。对于这个分组，请参见第 1 章。

表 2.7　腹主动脉旁淋巴结、盆腔淋巴结的细分

名称	描述
主动脉旁淋巴结	
腔静脉旁淋巴结	下腔静脉右侧
腔静脉前淋巴结	下腔静脉前方
腔静脉后淋巴结	当下腔静脉走行至左侧时，位于下腔静脉后方
腔静脉主动脉间深淋巴结	腰血管上方，主动脉右侧，下腔静脉与主动脉之间
腔静脉主动脉间浅淋巴结	腰血管下方，主动脉右侧，下腔静脉与主动脉之间
主动脉前淋巴结	主动脉前方
主动脉旁淋巴结	主动脉外侧
主动脉后淋巴结	主动脉后方
盆腔淋巴结	
髂总淋巴结	髂总血管周围
–中间下组	
–浅外下组	
–深外下组	外侧为腰大肌，内侧为髂总静脉和两支髂腰静脉，后界为坐骨神经、闭孔神经起始部
髂外淋巴结	
髂内淋巴结	
闭孔深淋巴结	
闭孔浅淋巴结	
骶前淋巴结	
子宫旁淋巴结	

（林武华　黄前堂　译　　崔剑雄　校）

第 3 章

影像解剖学边界

随着计算机断层扫描(computed tomography,CT)和磁共振成像(magnetic resonance imaging,MRI)等新的影像技术在临床实践中的应用,有必要将外科医生所描述的淋巴结组解剖界限展现在 CT 扫描图像上。

外科医生的描述在 CT 图像不总是可见;不过,可识别的解剖结构还是为淋巴结部位的确定提供了影像解剖学上的参照。

放射治疗技术的进展和适形技术的引入更促使对宏观或微观肿瘤的部位进行精确的解剖边界定义。在这方面,Gregoire、Scalliet 和 Ang 在 2004 年[6]出版了一个具有里程碑意义的指南,它对现代适形放疗和调强放射治疗（IMRT）中关于临床靶体积(CTV)[7,8]的恰当界定给出了标准。意大利的 Valentini 等人又于 2004 年开发了一个名叫 "TIGER"(Tutorial for Image Guided External Radiotherapy,外放疗图像引导教程)的软件工具[66]。作为靶区勾画培训工具,TIGER 采用了"可视人体项目"中的图像,其目标是促进对 CT 图像尤其是放疗靶区的理解。

根据我们的经验,我们提出了影像解剖学边界以确定淋巴结区域。

3.1 头颈部区域淋巴结

Robbins 分区主要从手术的角度出发,根据解剖边界划分淋巴结区域,在 CT 上并不容易识别。将这些外科解剖的边界转化为放疗中的 CTV 相对困难。此外,放疗要求头颈部固定,而手术中颈部的位置可以根据需要转动。

1999 年,来自鹿特丹的一些学者[67]提出了基于 CT 扫描的 N0 期颈部 CTV 定义。他们根据尸体解剖的结果,在颈部 CT 上确定了 6 个外科分区的边界。同年,其他学者,尤其是 Som[68,69],也发表了相应的文章。Som 是一名放射诊断学家,也是 1991 年 AAO-HNS 分区和 1998 年修订版委员会成员。为了系统性地统一 AJCC 和 AAO-HNS 分区的影像解剖标准,消除分歧,Som 尝试将 Robbins 分区的边界转化为放射影像（CT 和 MRI）的分区标志。

在同一时期,有数个关于头颈部淋巴结分布的横断解剖图谱发表,但没有很好界定分区边界[70-72]。

2000 年,Gregoire[26]发表了头颈部肿瘤淋巴结靶区勾画指南，并对颈部淋巴结分区做了说明。他采用外科分区的概念（增加了咽后淋巴结），但将解剖边界转化为 CT 和 MRI 更容易辨别的影像学边界。Gregoire 采用的影像分区来源于 Som 等人提出的分区[68]，并经过 Robbins 修订[21]，以及 Nowak[67]等提出的分区非常一致。

Nowak、Levendag（鹿特丹）和 Gregoire（布鲁塞尔）的分区研究在之后被进一步改进，增添了新的基于 CT 的解剖边界[73,74]。意大利放射肿瘤学会（Association Italiana di Radioterapia Oncologica, AIRO）Lombardia 协作组也提出了轴位 CT 淋巴结分区勾画的指南[75,76]。

布鲁塞尔和鹿特丹分区指南发表后均被放疗界广为接受，但两者在边界和大小方面有所不同，主要的差异包括对 II 区和 V 区的上界定义，II、III、IV 和 V 区的后界，以及 VI 区的下界。因此，有必要对每个分区定义和勾画细节进行统一。

随后，双方对各自的勾画指南做出调整，消除了上述分歧[77]。一个多学科协作组由此成立，成员包括了原来的鹿特丹和布鲁塞尔小组。2003 年年底，该协作组发表了淋巴结分区的"共识指南"，该指南得到主要欧美专业学会的认可（RTOG、EORTC、GOERTEC、NCIC 和 DAHANCA）（表 3.1）[78]。

淋巴结勾画的影像学边界在外科解剖中得到支持，各个分区的边界，除了 IIa 区，都和外科边界一致（IIa 区的外科后界在副神经，而影像分区的后界在颈内静脉）[79]。

由于得到有效验证，在颈部淋巴结勾画上我们也采用该"共识指南"（表 3.1）。

（张石川 译　崔剑雄 校）

3.2 纵隔区域淋巴结

目前，推荐用于放射治疗计划的肺癌分期区域淋巴结分组标准，是 Mountain 和 Dresler 提出的 1966 年 AJCC-UICC 分组标准[40]。这些作者绘制了各组淋巴结，并以解剖边界和 4 条线加以描述。4 条线用以标记一些淋巴结分组的上下边界（图 3.1）。

●第 1 线。头臂静脉（左无名静脉）上缘（即头臂静脉在中线跨过气管前方处而上升至左侧处）的水平线。

●第 2 线。与主动脉弓上缘相切的水平线。

●第 3 线。右上叶支气管开口上缘水平，延伸至右主支气管。

●第 4 线。左上叶支气管开口上缘水平，延伸至左主支气管。

随后，Cymbalista[81]阐释了在 CT 图像上的 Mountain 分组标准以帮助放射科医师熟悉肺癌相关区域淋巴结新分组。

1999 年，人们为定义区域淋巴结出版了一部《断层解剖图谱》，包括部分纵隔[72]，2004 年 Gregoire[6]提出了 4 组主要淋巴结区域的解剖边界：

1. 胸骨旁。
2. 头臂动脉。
3. 气管支气管间。
4. 后纵隔。

尽管如此，Mountain 对淋巴结组的解剖定义并不能完全说明适形放疗中个别淋巴结组的边界。

在 2003 年的 AIRO 全国会议上，Vinciguerra 等介绍了关于研究淋巴结 CTV

表 3.1　2003 年共识指南中的颈部淋巴结边界

分区	解剖边界					
	上界	下界	内侧界	外侧界	前界	后界
Ia	颏舌肌、下颌骨下缘切线平面	舌骨体切线平面	无 [a]	二腹肌前腹内缘	下颌骨正中联合、颈阔肌	舌骨体 [b]
Ib	下颌舌骨肌、颌下腺的上缘	舌骨体中平面	二腹肌前腹外缘	下颌骨基底缘/内侧缘、颈阔肌、皮肤	下颌骨正中联合、颈阔肌	颌下腺后缘
IIa	C1 侧突下缘	舌骨体下缘	颈内动脉内缘、椎旁肌肉（肩胛提肌）	胸锁乳突肌内缘	颌下腺后缘、颈内动脉前缘、二腹肌后腹后缘	颈内静脉后缘
IIb	C1 侧突下缘	舌骨体下缘	颈内动脉内缘、椎旁肌肉（肩胛提肌）	胸锁乳突肌内缘	颈内静脉后缘	胸锁乳突肌后缘
III	舌骨体下缘	环状软骨下缘	颈动脉内缘、椎旁肌肉（斜角肌）	胸锁乳突肌内缘	胸骨舌骨肌后外侧缘、胸锁乳突肌前缘	胸锁乳突肌后缘
IV	环状软骨下缘	胸锁关节上 2cm	颈内动脉内缘、椎旁肌肉（斜角肌）	胸锁乳突肌内缘	胸锁乳突肌前内侧缘	胸锁乳突肌后缘
V	舌骨体上缘	包含颈横血管的 CT 层面 [c]	椎旁肌肉（肩胛提肌、头夹肌）	颈阔肌、皮肤	胸锁乳突肌后缘	斜方肌的前外侧界
VI	甲状软骨体下缘 [d]	胸骨柄	无	甲状腺内缘、皮肤和胸锁乳突肌的前内侧缘	皮肤、颈阔肌	气管食管分界 [e]
RP	颅底	舌骨体上缘	体中线	颈内动脉内缘	咽部黏膜下筋膜	椎前肌肉（头长肌、颈长肌）

[a] 位于双侧二腹肌前腹内缘之间的中线结构。
[b] 甲状舌骨肌的止点常常介于 Ia 和舌骨体之间。
[c] 鼻咽癌请参看 UICC/AJCC1997 版关于霍氏三角的描述。简而言之，为锁骨下方及周围，向下到斜方肌的脂肪间隙。
[d] 气管旁和喉返神经淋巴结的上界在环状软骨的下缘。
[e] 气管前淋巴结，是气管和环状软骨的前缘。
来源：修改自 Gregoire V，Levendag P，Ang KK，et al.（2003）[78]

勾画以易于识别解剖边界的计划[82]。

密歇根大学一个多学科协作组进行了一项类似的研究，提出了影像学边界以便在 CT 横断面图像上界定出由 Mountain 和 Dresler 所述的淋巴结分组[83]。

基于自身经验，我们在表 3.2 列出了纵隔的 8 组淋巴结的影像解剖学边界。为了确定肺韧带淋巴结(9R 和 9L 组)、肺门淋巴结(10R 和 10L 组)和叶间淋巴结(11R 和 11L 组)，我们推荐使用非图表式描述，如下所述：

● **肺韧带淋巴结**(9R 和 9L 组)。是位

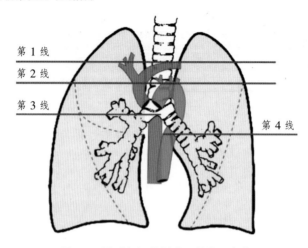

第 1 线
第 2 线
第 3 线
第 4 线

图 3.1 图示标记纵隔淋巴结的 4 条线

表 3.2 主要纵隔淋巴结分组边界

分站	解剖边界					
	上界	下界	内侧界	外侧界	前界	后界
1R	胸廓入口[a]	通过第 1 线的水平面[b]	气管、甲状腺	右肺、右颈总动脉	右锁骨、右侧头臂静脉、甲状腺	3P 组前界、右锁骨下动脉
1L	胸廓入口[a]	通过第 1 线的水平面[b]	气管、甲状腺	左肺	左锁骨下静脉、甲状腺、左锁骨、左头臂静脉	3P 组前界、左锁骨下动脉、左颈总动脉
2R	通过第 1 线的水平面[b]	通过第 2 线的水平面[b]	气管、头臂干、2L 组	右肺、右锁骨下动脉	头臂干、右头臂静脉、3A 组	3P 组前界、气管
2L	通过第 1 线的水平面[b]	通过第 2 线的水平面[b]	气管、2R 组	左锁骨下动脉、左肺	头臂干和左头臂静脉	3P 组前界、气管
3A	胸骨柄顶部切缘水平面	通过第 2 线的水平面[b]	–	右头臂静脉、左肺和右肺	胸骨、锁骨	甲状腺、头臂干、左右头臂静脉
3P	胸廓入口[a]	通过隆嵴的水平面	食管	左右肺、左右锁骨下动脉、降主动脉	气管、1R 组、1L 组、2R 组、2L 组、4R 组、4L 组	食管、椎体
4R	通过第 2 线的水平面[b]	通过第 3 线的水平面[b]	主动脉弓、气管、4L 组	右肺、上腔静脉、奇静脉弓	右头臂静脉、主动脉弓、升主动脉	气管右前外侧壁、3P 组、右主支气管
4L	通过第 2 线的水平面[b]	通过第 4 线的水平面[b]	气管、4R 组	主动脉弓、左肺动脉、动脉韧带	升主动脉、左右肺动脉	气管左前外侧壁、降主动脉、3P 组、左主支气管

(待续)

表 3.2(续)

分站	解剖边界					
	上界	下界	内侧界	外侧界	前界	后界
5	通过主动脉弓下缘的水平面	通过左肺动脉最下方的水平面	动脉韧带、升主动脉、主肺动脉	左肺	6组后界	降主动脉、左肺动脉
6	通过第2线的水平面 b	通过右心耳的水平面	–	左右肺	胸骨	上腔静脉、左头臂静脉、主动脉弓、升主动脉、肺动脉干、5组
7	跨过隆嵴的水平面	通过右肺动脉最下界的水平面（两主支气管在此处分开）	–	左右主支气管的内侧壁和中叶支气管	右肺动脉	食管、8组
8	3P组下界	横膈	–	降主动脉、右肺、奇静脉	左心房、食管、7组	椎体

a 胸廓入口为颈胸连接处的标记。可看作是一个与第一肋相切的想象平面,自上向下倾斜,自后向前倾斜。

b 关于4条线的定义,见文字部分。

于肺韧带内左右成对的淋巴结。在 CT 扫描中该区域内的淋巴结难以识别,因为肺韧带本身并不总是清楚易见的。

●**肺门淋巴结(10R 和 10L 组)**。邻近主支气管的分支,位于肺左右叶支气管间。其上界和下界被分别标记出来,上界位于隆嵴下主支气管水平,下界为通过主支气管末端的水平线。这些淋巴结通常位于左右肺动脉及左右主支气管之间。

●**叶间淋巴结(11R 和 11L 组)**。位于叶支气管间的脂肪组织中。

因此,这些组淋巴结的上缘以叶支气管的出现为准,而下缘以叶支气管在轴面的进一步分支的出现为准。

(祝淑钗 李曙光 译　崔剑雄 校)

3.3　上腹部区域淋巴结

关于上腹部肿瘤的 CTV 勾画经验相当有限。

为勾画淋巴结区域,1999 年出版了《淋巴结断层图谱》,其中包括上腹部淋巴结[72]。

Gregoire[6]描述了胃肠道不同的淋巴结引流范围,并定义了 IA、IIA 和 IIIA 等 3 个水平。

●**IA 水平**:腹腔水平,位于 T12 前。

●**IIA 水平**:肠系膜上水平,位于 L1 水平。

●**IIIA 水平**:肠系膜下水平,位于 L3 前。

表 3.3 上腹部淋巴结的影像学解剖边界

分站	解剖边界					
	上界	下界	内侧界	外侧界	前界	后界
1 贲门右淋巴结	贲门上缘 (约 T9–T10)	贲门下缘 (约 T10–T11)	贲门	肝脏(上部)、左膈脚(下部)	肝脏	贲门(上部)、腹部动脉(下部)
2 贲门左淋巴结	贲门上缘 (约 T9–T10)	贲门下缘 (约 T10–T11)	贲门	胃	肝脏	贲门(上部)、腹部动脉(下部)
3 胃小弯淋巴结[a] 7 胃左动脉淋巴结	胃底胃体上缘	胃底胃体下缘	肝左叶	胃小弯	脂肪组织	胃
4 胃大弯淋巴结	胃底胃体上缘	胃底下缘	胃大弯	肠和结肠脾曲	肠	脾脏、前界为第 10 站淋巴结
5 幽门上淋巴结	幽门上缘	肝门下缘	脂肪组织	升结肠和肝脏(近胆囊床)	肠	幽门
6 幽门下淋巴结	十二指肠上缘	幽门下 1~1.5cm	脂肪组织	结肠肝曲或肝脏(近胆囊床)	肠	十二指肠
8 肝总动脉淋巴结 12 肝十二指肠韧带淋巴结	腹腔干根部水平	脊柱 T11–T12 间隙	腹腔干(上部)、胰腺(下部)	肝脏	肝左叶(上界)、胃窦幽门区(下界)	下腔静脉
9 腹腔动脉周围淋巴结	腹腔干根部水平	肠系膜血管根部上缘	–	肝脏(右侧)、胃(左侧)	胃	主动脉
10 脾门淋巴结	脾门处脾血管上缘	脾门处脾血管下缘	胃体(上界)、胰尾(下界)	脾脏	第 4 站淋巴结的后界	脾脏
11 脾动脉淋巴结	脾动脉上缘	脾动脉下缘	腹主动脉	脂肪组织	胰腺体部	脾门
13 胰后淋巴结	胰头上缘水平	胰头下缘水平	腹主动脉	十二指肠降部	胰头	下腔静脉
14 肠系膜上血管旁淋巴结[b]	肠系膜血管上缘(T11–T12)	肠系膜上动脉起源水平(约 T12)	–	胰头	胰头颈部	腹主动脉
16 腹主动脉旁淋巴结	腹腔干上缘水平	腹主动脉的髂动脉分支处	–	–	–	椎体
17 胰前淋巴结	胰头上缘水平	胰头下缘水平	肠	十二指肠上部、降部	肠	胰头
18 胰下淋巴结	胰体上缘水平	胰腺体尾部下缘水平	–	–	胰腺头部和尾部	腹主动脉、左肾、左肾上腺

(待续)

表 3.3(续)

分站		解剖边界					
		上界	下界	内侧界	外侧界	前界	后界
20	食管裂孔淋巴结	隆嵴	食管裂孔	–	右侧：上界为肺，下界为下腔静脉	支气管（上界）	椎体
110	下胸食管旁淋巴结					心脏和肝脏（下界）	
111	膈上淋巴结				左侧：上界为左肺门，下界为胸主动脉和腹主动脉		
112	后纵隔淋巴结						

ª 第 19 站淋巴结（膈下淋巴结）已被认为等同于第 3 站淋巴结。

ᵇ 第 15 站淋巴结（结肠中动脉淋巴结）已被认为等同于第 14 站淋巴结（肠系膜上血管旁淋巴结）。

目前，一些学者[84]描述了日本的胃淋巴结分组 Martinez-Monge [72] 淋巴结分区在 CT 图像上的相关性。

基于我们的勾画经验和日本的淋巴结分组，表 3.3 列出了各淋巴结组的影像解剖学边界。

（龙江　刘祖强　译　崔剑雄　张巍　校）

3.4　盆腔区域淋巴结

既往的一些研究评估了传统的四野箱式放疗对盆腔淋巴结的覆盖情况。Greer 等人[85]根据术中测量结果对特定的淋巴结区域定义了解剖界限：以骶骨岬为参考，腹主动脉分叉位于其头侧 6.7cm；右侧髂总动脉分叉位于其头侧 1.7cm；左髂总动脉分叉位于其头侧 1.4cm。

Zunino 等人[87]通过传统的四野箱式放疗技术以及人类尸体解剖研究，确定主动脉分叉和盆腔淋巴结位置，评价了宫颈癌 CTV 覆盖程度。在这些学者的观察中，腹主动脉分叉的位置是：距离骶骨岬 3.5cm（5%）、4cm（20%）或 2.5cm（15%），80%位于 L4 椎体下缘水平。

Martinez-Monge 的《淋巴结横断面图谱》指出了盆腔淋巴结区域的位置[72]，但没有明确各淋巴结区域边界。

为了在 CT 扫描图像上勾画盆腔淋巴结组，众多作者均提出了以血管结构为参考点的指南。例如，Roeske 等人[88]建议从增强显示的盆腔血管外扩 2cm，以确保覆盖存在风险的或 CT 扫描上不直接可见的盆腔淋巴结。另一方面，对于阴性淋巴结，Nutting 等人[89]认为，应从髂内、髂外和髂总血管外扩 1cm 勾画。

Chao 和 Lin[90]进行了一项研究以帮助放疗医师正确勾画淋巴结靶区。他们采用淋巴管造影技术，以邻近大血管的关系为基础，明确腹主动脉、盆腔和腹股沟等部位淋巴结在 CT 图像上的空间定位。因此：

● 从 T12 至腹主动脉分叉与主动脉和下腔静脉相邻的淋巴结称为腹主动脉旁淋巴结。

● 邻近髂总血管的淋巴结（从腹主动脉分

叉到髂内动脉表面)称为髂总淋巴结。

● 邻近髂外血管,延伸至腰大肌前方和后方,包括闭孔淋巴结组的淋巴结,称为髂外淋巴结。

● 邻近股血管、位于坐骨结节内侧边缘水平的淋巴结,称为腹股沟淋巴结。

由于髂内淋巴结在淋巴管造影中并不总是显影,因此,他们在研究中未将其纳入。他们对 CTV 勾画指导意见是:

● 主动脉外扩 2cm,下腔静脉外扩 1cm,髂总动脉外扩 1.5cm,髂外动脉外扩 2cm,股动脉外扩 2cm。

● 髂外淋巴结的范围是向髂腰肌内侧外扩 1.5cm,上起 S2-S3 椎间隙,下至髂外血管可见层面。

● 闭孔淋巴结(或髂外淋巴结内侧淋巴结链)的范围是向盆壁内侧内扩 1.7cm,上起 S2-S3 椎间隙上 1cm,下至腹股沟淋巴结。

● 排除骨与空气。

● 距离肠道或膀胱 0.5cm,相对于主动脉和髂总动脉向腹侧外扩 0.5cm。

在以上研究之后,Portaluri 等人[91,92]讲解了 CT 图像上盆腔各个淋巴结链的解剖边界以及 CT 图像上肿瘤患者的肿大淋巴结。

此外,对于前列腺癌、妇科肿瘤、膀胱癌和直肠癌的相关淋巴结,Gregoire 的书中[6]提供了 CT 图像上的勾画范围和相关解剖边界。

根据自己的经验,我们在表 3.4 中描述了盆腔区域淋巴结影像解剖学的上界、下界、内侧界、外侧界、前界和后界。

表 3.4　盆腔淋巴结的解剖边界

| 淋巴结 | 解剖边界 | | | | | |
	上界	下界	内界	外界	前界	后界
髂总淋巴结	腹主动脉分叉(L4 下缘)	髂总血管分叉(L5 下缘,骶骨翼上缘)	疏松结缔组织	腰大肌	髂总血管前疏松结缔组织	L5 椎体
髂内淋巴结	髂总血管分叉(L5 下缘)	股骨头上缘及尾骨上缘平面	疏松结缔组织	梨状肌	髂外淋巴结后界及疏松结缔组织	疏松结缔组织
髂外淋巴结	髂总血管分叉(L5 下缘)	股动脉	疏松结缔组织	髂腰肌	疏松结缔组织	髂内淋巴结前界及疏松结缔组织
闭孔淋巴结	髋臼平面	股骨颈上缘、股骨小转子	疏松结缔组织	闭孔内肌(盆腔部分)	疏松结缔组织	疏松结缔组织
骶前淋巴结	L5-S1 椎间盘(骶岬)	第 1 尾椎上缘	-	梨状肌	疏松结缔组织	骶骨前缘
腹股沟淋巴结	股骨颈上缘	股动脉分深浅支	耻骨肌	浅组:脂肪、疏松结缔组织和缝匠肌。深组:股血管	皮下脂肪组织	内收肌

(黄前堂　崔剑雄　译　林武华　张巍　校)

第4章
放疗前 CT 定位技术要点 *

在放疗方案的制订中,CT 扫描前对患者的定位与固定非常重要。对于所有放疗方案来说,关键的前提是为患者摆放一个舒适并且可重复的体位,以便于在放疗过程中最大限度的照射靶区,同时尽可能地保护正常组织。

在头颈部肿瘤的放疗方案中,患者采用仰卧位,利用头部支架将患者头颅摆放在正中位置,若有需要,颈部应尽量过伸。采用可固定在治疗台上的热塑形罩固定患者的头、颈及双肩。此外,根据具体治疗方案的不同,还可以采用一些其他的固定装置,如口含器等。患者双手通常置于体部两侧,但为了减少 CT 图像上双肩部骨性结构造成的硬化伪影,有时也会嘱患者将双手交叉置于胸前以便降低双肩位置。

在纵隔的放疗中,患者采用仰卧位,双手举过头顶。最好采用个体化的定位和固定装置(真空垫、T 形架、有机玻璃铸件),保持固定的呼吸节律以及使用呼吸控制系统,尽可能地减少治疗过程中因位移带来的不确定性。

在上腹部的放疗中,患者通常采用仰卧位,双手上举超过头顶以便更好地设定照射野。推荐使用固定装置(如有机玻璃铸件或真空垫)。

一些涉及盆腔的放疗案例中,患者除了采用仰卧位之外,也可以采用俯卧位。例如,肛管癌和一些妇科肿瘤推荐采用仰卧位,直肠癌患者则建议采用俯卧位, 可能的话,可使用专门装置用于移开小肠(尤其是术前放疗)。前列腺癌的放疗大多数情况下采用仰卧位,但也有采用俯卧位的报道。此外,患者的膝关节下可放置支撑物,以使紧贴于治疗床上的背部得以放松。由于骨性标记对定位的准确性至关重要,而脚的位移能改变骨性标记的相对位置,所以,必要时,可采用固定脚的装置。

采用俯卧位的优势之一是利用自身重力使小肠移至盆腔外。另外,有利于减少肥胖患者照射野复位的难度。由于皮下脂肪的影响,盆腔前壁的体表标记容易发生移位,移位甚至可达数厘米。另一方面,背部体表皮肤相对比较平坦且很少移动,所以更适合

* 本章由 Rafaella Basilico、Antonella Filippone、Maria Luigia Storto 和 Armando Tartaro 撰写。

放置体表标记。有些肥胖患者下腹部会有皮肤皱褶,有可能导致不良皮肤反应。在俯卧之后,如果患者拉起下垂的腹部可以减少这些皮肤皱褶。

我们与放射科医生的合作确定了放疗CT定位的实用操作程序。CT扫描方法应单层螺旋扫描,因为这样可比连续扫描提供更好的图像分辨率以及为勾画放疗靶区提供更多的容积数据[80,93,94]。扫描时,保持自由呼吸。

对于肺部外周的肿瘤而言,可以在上述扫描方法的基础上进行优化,即采用三套慢速CT扫描(球管旋转速度为每圈4秒),这样可获得患者平静呼吸时所对应的图像数据[95]。

CT可获得正位和侧位两个方位的图像。

基于我们的经验,以下阐述人体主要4个解剖部位扫描野以供参考:

● **头颈部**。扫描野应从鞍背(上界)平面扫描至胸骨柄上缘下方2cm处(下界)。

● **胸腔**。扫描野应从环状软骨平面(上界)至腰2椎体水平(下界)[80]。

● **上腹部**。扫描野应从右膈顶上方2cm处(上界)至髂骨上缘平面(下界)。

● **盆腔**。扫描野应从髂骨上缘1cm处至坐骨直肠窝。如果是直肠癌侵犯肛管、肛管癌、外阴癌或者阴道癌,扫描下界应覆盖至肛管下缘。

不同解剖部位的CT扫描参数见表4.1。

对4个重要解剖区域不同组织的推荐窗宽窗位参数如下所示:

● **头颈部**。头颈部软组织窗位35HU,窗宽350HU。骨窗窗位400HU,窗宽2000HU。

● **胸腔**。纵隔窗窗位40HU,窗宽400HU。

表 4.1　CT 扫描参数

头颈部	
层厚	3mm
进床速度	3mm/s
螺距	1
重建层间距	3mm
kV	120~130
mA	220~240
算法	软组织算法或标准算法(平滑核 4~6)
矩阵	512×512
视野(FOV)	视患者体型而定
胸腔[a]	
层厚	5mm
进床速度	5~8mm/s
螺距	1.0~1.6
重建层间距	5mm
kV	120
mA	240
算法	软组织算法或标准算法
矩阵	1024×1024
视野(FOV)	视患者体型而定
上腹部	
层厚	5mm
进床速度	8mm/s
螺距	1.6
重建层间距	5mm
kV	140
mA	240
算法	软组织算法或标准算法
矩阵	1024×1024
视野(FOV)	视患者体型而定
盆腔[b]	
层厚	8mm
进床速度	10mm/s
螺距	1.25
重建层间距	5mm
kV	140
mA	240
算法	软组织算法或标准算法
矩阵	1024×1024
视野(FOV)	视患者体型而定

[a] 根据不同的 CT 扫描优化策略,此处扫描参数可修改为:层厚 3mm,进床速度 3mm/s,层间距 3mm。

[b] 根据不同的 CT 扫描优化策略,此处扫描参数可修改为:层厚 5mm,进床速度 8mm/s,层间距 4mm。

肺窗窗位–600HU,窗宽 1600HU[96,97]。

● **上腹部**。上腹部窗位 40HU，窗宽 350~400HU。

● **盆腔**。盆腔软组织窗位 40HU,窗宽 400HU。骨盆的窗宽窗位同头颈部。

（张巍 译　崔剑雄 校）

第 2 部分

现代放射治疗的靶区勾画

第 **5** 章

图像引导放射治疗中淋巴结等靶区勾画的重要性 *

肿瘤学领域已取得了振奋人心的进展，包括分子生物学和遗传学、功能成像（正电子发射断层扫描）、图像引导放射治疗、机器人手术等方面，单克隆抗体和分子靶向细胞毒性药物等也越来越多地应用于临床。与此同时，放射肿瘤学技术发展显著，出现了更为强大和通用的计算机治疗计划系统、放射剂量投射技术、数据处理以及与精巧设计的直线加速器相耦合的信息和电子方面的创新（即多叶准直器）等。容积图像治疗计划在放疗中得到越来越多的应用，如三维适形放射治疗（3DCRT）、调强放射治疗（IMRT）或图像引导放射治疗（IGRT）、立体定向放射外科/放射治疗（SRS / SRT）、立体定向放射治疗（SBRT）、图像引导近距离治疗、放射性标记化合物和特殊粒子治疗（质子、重离子）等方面。千伏锥形束 CT（CBCT）、兆伏（MV）螺旋 CT 和 MV 电子射野影像等配有先进机载成像的计算机控制处理传送系统越来越多地用于提高治疗验证[98,99]。

Ling 及其同事[100]总结了在放射肿瘤学中有潜在应用价值的影像学进展，并强调需要对国际辐射单位和测量委员会（International Commission on Radiation Units and Measure-ments，ICRU）第 50 号和第 62 号报告定义的大体、临床和计划靶体积（图5.1）进行充分确定。他们提出了生物靶体积（biological target volume，BTV）的概念，BTV 来源于生物图像，将实质性地改善靶区勾画、治疗计划和放射治疗实施。他们注意到，在未来，符合于物理和生物两方面的放射治疗临床剂量学将与循证多维适形治疗一起改善使用 3DCRT、IMRT、IGRT 或其他技术对肿瘤患者的治疗。所有这些进步的核心是需要细致持久地考虑解剖的变化、不同肿瘤的位置和外形、危及器官、分次放射治疗中患者或内靶区/器官的运动。解决这些空间不确定性的策略包括周密的患者固定技术、仔细的模拟定位、准确的肿瘤勾画、肿瘤/临床靶体积的外扩边界，重新模拟定位和重新计划，以及射野影像和最近出现的机载容积

---

* 本章由 James A. Purdy 撰写。

CT 影像设备。

包括计算机断层扫描(CT)和磁共振成像(MRI)在内的医学影像技术创新对于上述进步具有非常重要的贡献,可提供患者解剖和肿瘤体积完整的三维模型,有时可辅以功能成像,如正电子发射断层扫描(positron emission tomography,PET)或磁共振波谱(magnetic resonance spectroscopy,MRS)。先进的影像技术使放射肿瘤学家更准确地识别靶区及其与相邻重要正常器官的空间关系。除了原发肿瘤和周围组织(可能有肿瘤浸润)的轮廓外,重要的是要确定任何肿大的转移淋巴结以及识别淋巴引流区域,认识到淋巴引流区存在转移的风险(需行选择性的手术清扫或放疗)。

对于包括 3DCRT、IMRT、IGRT 及立体定向放疗技术在内的各种基于影像的放射治疗实施方法而言,肿瘤和靶体积的精确定义是至关重要的。确定肿瘤体积和危及器官的标准方法是使用定位 CT,在大多数情况下,需用造影剂以更精确地显示肿瘤或血管。然而,在特定情况下,磁共振成像可提供更好的软组织肿块影像。例如,几位学者指出磁共振成像可以更准确地识别前列腺(尤其是前列腺尖)[101]。除设备外,对于前列腺的评估能力也同样重要。一项最新研究表明,与泌尿系 MRI 专家相比,只经 MRI 普通培训的放射科医师对于前列腺的识别并不准确[102]。

肿瘤放疗医师必须领会靶区勾画中的各种不确定性,这依赖于影像技术、图像融合能力、对肿瘤镜下浸润范围准确判断的能力和对患者固定中不确定性的评估能力、内靶体积运动等。而最重要的因素是,医生可运用包括影像资料的所有这些信息辅助进行必要的靶区勾画[99]。

呼吸运动导致胸腔或上腹部肿瘤患者的放疗有很大的不确定性。快速多层螺旋 CT 扫描可获得肿瘤位置变化情况的影像,并传输至放射治疗计划,这就是所谓的四维(4D)治疗计划[103]。已见报道的数种 4D 靶区勾画方法[104-108]能够将不同呼吸阶段中获得的影像数据组合为一个包含肿瘤可能位置的三维体积,从而重构出"内靶体积(internal target volume,ITV)"。Allen 等[109]基于 16 例患者最大吸气相和呼气相的扫描影像而创建了肿瘤的复合体积。该体积明显小于自由呼吸时扫描的大体肿瘤体积均匀外扩 1cm 后的体积。这说明使用 1cm 外扩的标准方法导致正常组织被过度治疗。

计算机与电子技术的进展对治疗计划和放疗实施程序有着重大影响。医用直线加速器及其相关设备配备了先进的计算机控制多叶准直器(multileaf collimator systems,MLCs)和图像融合系统,具备调制放射束孔径和(或)强度的能力,从而实现了放疗剂量分布的精确适形和精确定位[110]。

应该清楚地认识到现代放射肿瘤学治疗的结果在很程度上依赖于使用的计算机模型和算法,因为计算机模型和算法影响了靶区的定义、危及器官、最佳剂量分布、剂量体积统计、肿瘤控制率(tumor control possibility,TCP)、正常组织并发症概率(normal tissue complication probability,NTCP)以及其他与治疗计划和放疗实施有关的生物参数[99]。

（崔剑雄译　冯梅校）

5.1 靶区和危及器官的定义

靶区和危及器官的定义严格按照 ICRU 50 号和 62 号报告命名。将肉眼可见或通过检查手段证实的肿瘤定义为大体肿瘤体积 (gross tumor volume, GTV)),将可疑的、显微镜下可见的肿瘤病变定义为临床靶区体积 (clinical target volume, CTV),将充分包括了摆位误差和器官及患者运动在内的边缘体积区定义为计划靶区体积 (planning target volume, PTV)(图 5.1)[98]。

尽管已有专业建议来指导放疗医师鉴别显微病灶以及患者的动度、器官移动等不确定因素以确定 PTV,但事实上,对于大多数病例而言,依靠现有技术对 PTV 的确定依然是主观判断而非精密科学。在实际工作中,放疗医师必须通过文献学习和观察评价患者治疗失败风险及正常组织并发症风险来形成自己的经验和判断,并依靠这些经验和判断。换句话说,当在确定接受处方剂量的靶区体积,或者确定需避免受照或限制剂量的危及器官时,放疗医师必须反复权衡。

许多治疗部位 GTV 定义的重复性和准确性尚不完全确定,因为在多数情况下它是依靠临床判断的。众所周知,GTV 的形状和大小与成像方式显著相关[101,111]。Leunens 等人[112]发现,同一放疗医师自身和不同放疗医师之间均在颅内肿瘤 GTV 靶区勾画上存在显著差异。Ten Haken 等人[113]和 Rasch 等人[114]的研究都比较了使用 CT 和 MRI 与单独使用 CT 成像确定 GTV 的差异,两项研究均发现,使用 CT 和 MRI 确定的 GTV 靶区与单独使用 CT 确定的 GTV 靶区不同。此外,Rasch 等人[115]的研究证实,根据 MRI 图像比只根据 CT 图像勾画靶区有着更小的人为差异。另一项研究中,Roach[101]等人比较了在一系列患者中使用 CT 和 MRI 对前列腺体积的勾画的差异,发现因所使用成像方式不同,有近 1/3 的患者前列腺体积有显著的差异。

在 2008 年,CT 在许多国家仍然是 3DCRT 和 IMRT 中用于确定 GTV 的基本成

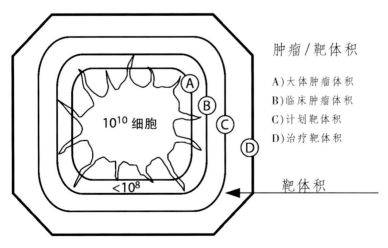

肿瘤 / 靶体积

A) 大体肿瘤体积
B) 临床肿瘤体积
C) 计划靶体积
D) 治疗靶体积

10^{10} 细胞

$<10^8$

靶体积

图 5.1 放射治疗计划靶区示意图。(图经许可转载自:Perez CA,Brady LW,Roti Roti JL(1998)Overview. In: Perez CA,Brady LW(eds)Principles and Practice of Radiation Oncology,3rd edn.Lippincott–Raven,Philadelphia, pp 1‑78.)

像方式,但是该成像方式存在若干潜在的缺陷。首先,在勾画 GTV 时,选择合适的窗宽窗位以确定潜在的大体肿瘤的最大体积是非常重要的。其次,对于器官运动比较大的治疗部位,如胸部肿瘤,CT 成像不能正确地代表平均时间下的肿瘤位置或其准确的外形。目前 CT 模拟成像过程基本单一地依赖快速螺旋 CT 技术,而其本质上获取的是二维(two dimensions,2D)数据。这仅能捕捉特定呼吸时相的肿瘤断层图像。Caldwell 等人的研究[116]发现,如果肿瘤的运动范围大,轨迹不同甚或非连续性运动,那么肿瘤的横断面图像的采集可能发生在不同呼吸时相,从而导致肿瘤体积的不确定性。他们指出,螺旋 CT 技术的插值处理进一步增加了肿瘤体积的不确定性,因而基于瞬间的二维图像变量的 GTV 三维重建可能出现形变,这不仅不能体现真正静息状态下肿瘤的几何形状,也不能很好地体现肿瘤及其运动。他们的研究进一步指出,PET 图像能提供更好、更准确地代表肿瘤 GTV 动态运动的信息,因而 PET 具有提供患者-特定运动体积的个体 ITV 的潜在价值。解决这个问题并无捷径,或许当多层螺旋 CT 技术(所谓的 4DCT 成像)成为 CT 成像的标准时,这个问题会迎刃而解。但就现在而言,放疗医师在单纯靠 CT 成像来确定肿瘤运动较大患者的 GTV 时必须足够谨慎。

不幸的是,在许多部位的解剖成像技术(如 CT 或 MRI)并不总是能将正常组织与恶性病变区分开。因此,人们在确定 GTV 时越来越关注从功能成像中获得的补充信息,如 PET[100,117,118]。

功能影像能显示代谢、生理学、基因遗传学和形态学数据,这些数据可能提高了患者的肿瘤分期和放射治疗靶区定义的准确

性。使用不同放射性核素进行功能成像已取得重大进步,代表肿瘤基因型和表型特征的非侵入性分子影像技术正在研发中。

正电子发射断层扫描能测量体内与恶性肿瘤相关的生物化学异常(如加速葡萄糖代谢)。氟-18 标记的脱氧葡萄糖(F18-FDG)常用于评价肿瘤的生物和代谢状况。在 FDG 经静脉注入后约 60 分钟,使用 PET 扫描测量其在组织内的摄取。FDG 被运输到细胞膜上,肿瘤细胞表面增多的葡萄糖转运分子会增强葡萄糖和 FDG 的摄取。细胞间的己糖激酶将 FDG 转换成 FDG-6-磷酸盐,FDG-6-磷酸盐在肿瘤细胞内的浓度较低。但 FDG 的脱氧成分阻止 FDG-6-磷酸盐进一步降解,FDG-6-磷酸盐在细胞内聚集并发射正电子。FDG 的分布反映了特定部位的葡萄糖消耗。随着肿瘤部位、放射性核素摄取和周围组织代谢活性的不同,PET 扫描能发现的最小病灶大小在 3~5mm 之间。PET 扫描在肿瘤学的临床应用包括:①鉴别良恶性肿瘤(虽然并不完全正确);②恶性肿瘤分期;③制订包括放射治疗在内的治疗计划;④监测治疗反应和随访[119,120]。

Gregoire[121]在一篇评论中指出,PET 扫描可确定肿瘤范围,指导肿瘤患者放疗计划制订,尤其随着 3DCRT 和 IMRT 的普及,PET 扫描得到广泛应用。他充分探讨了 PET 扫描对于不同解剖部位的敏感性和特异性,这影响了 PET 在临床实践中的应用。随着 PET-CT 集成装置的出现,能很容易地获取相同时间、相同部位的解剖学和生理学融合图像以用于放射治疗计划制订。这篇综述中高度赞赏该技术的各项优点。将来,我们还可能利用 ^{15}O、^{11}C 和其他综述中提到的放射性核素在体内的分布特点,扩展 PET 在肿瘤学的临床应用。类似的,单

光子发射计算机断层摄影术(single photon emission tomography，SPECT)可用于量化分析用 ^{111}In、^{99m}Te 或 ^{123}I 标记的靶向受体成分在体内的分布。

Bourguet 和 Groupe de Travail 发表的《关于 [^{18}F] FDG 正电子发射断层扫描(PET FDG)在肿瘤学中应用的标准、意见和建议(一体化)(2002 年版)》[122]对从 Medline、万维网和专家推荐中确定的 600 多篇文献进行综述，并由众多专家对综述进行独立评价，最终形成 FDG-PET 扫描在原发肿瘤诊断、治疗反应和监测复发的应用指南。该指南是基于 2002 年 2 月以前发表的文献数据。所建的 FDG-PET 科学新数据监测系统确保了及时更新现存文献报道。

放射治疗计划的最终目标是对靶区的生物识别和准确勾画，制订有效的治疗计划，预测肿瘤控制率 (tumor control probability，TCP) 和正常组织并发症概率 (normal tissue complication probability，NTCP)，以及监测治疗结果。功能影像对达成以上目标也许有重要贡献。例如，Caldwell 等人报道，与使用 CT 和 FDG-PET 图像融合的 GTV 相比，基于 CT 定义的非小细胞肺癌 GTV 有较大差异[123]。另一个由 Chao 等人使用功能影像进行靶区定义的例子提示，使用 PET 乏氧特性定义的 GTV 乏氧区对指导 IMRT 治疗实施有潜在价值[124]。

如果 PET 或其他成像方式用于 CT 计划过程的补充，则其必须能准确地导入计划 CT 的数据系统[125-127]。虽然放射治疗计划 (radiation therapy planning，RTP) 融合软件已取得了显著的进步，但图像配准依然是放疗医师勾画 GTV 时面临的严重的问题之一[128,129]。当使用多模态影像技术定义靶区时，放疗医师和物理师尤其应该提高警惕，

确保有非常确切的质量保证 (quality assurance，QA)。

相对于定义 GTV 或大多数危及器官，CTV 的勾画是一个更为复杂的任务。因为当前的技术尚不能直接发现亚临床肿瘤范围，因而 CTV 的勾画更像艺术而非科学。当在横断位 CT 上定义 GTV/CTV 和危及器官时，放射诊断医师的帮助常常是有益的。关于确定若干临床区域的合理 CTV 范围的研究越来越多[26,72]。研究者的努力将促进更为准确的定义 CTV，并对放射治疗计划的制订产生深远意义。

通过指定 CTV 周边范围来定义 PTV 仍不够科学和精确，实施治疗的医生在临床工作中应充分参考出版的文献和(或)一些不确定性的临床研究。一篇来自 Langen 和 Jones 发表的文章[105]提供了到目前为止关于器官运动数据最为全面的汇编。分次照射间隔的器官运动误差研究主要集中在前列腺的治疗[130-133]，关于单次照射中的运动误差的研究则集中在上腹部和胸部肿瘤患者中的呼吸动度引起的变化[134,135]。如何根据靶区器官运动和摆位误差的数据来确定 CTV 和 PTV 之间的适当边界的问题，我们稍后将进行讨论。然而，应该明确的一点是，建立 PTV 的边界不应该仅仅严格基于几项不确定的几何因素。医生必须要考虑临近危及器官的存在，因此使用的边界距离必须要权衡可能的潜在几何误差和不可接受的毒性反应发生率。

在定义 PTV 时，必须考虑 GTV/CTV 的几何不确定性中的不对称性。例如，前列腺的器官运动已被证明具有各方向的异质性，而患者日常的摆位误差同样也可能是各向异性的，如平行或者旋转移动，这种差异与前后位方向中的摆位差异不同。

另一个需关注重点是当勾画 PTV 时，一些三维放射治疗计划系统仍然无法在 GTV/CTV 外扩一个真正的三维边界。如果相邻层面上 GTV/CTV 的勾画轮廓相差很大，这使得二维外扩 GTV/CTV 边界时会导致头脚方向的边界过小。Bedford 和 Shentall[136]提出计算三维靶区边界的方法解决了这一问题。医生应当了解放疗计划系统运用的算法，如果治疗计划是基于二维的运算，则需要在相邻层面上将轮廓勾画大些，而且在头脚方向覆盖 GTV/CTV。

当 PTV 超出患者皮肤轮廓之外时，会出现潜在的易犯错误（例如，乳腺切线野照射的 PTV 和一些头颈部肿瘤的 PTV）。在这种情况下，PTV 的一部分将具有与空气一样的密度，这导致在剂量分布计算和显示中存在人为误差。实际工作中，在放疗计划中必须改变那部分 PTV 的密度来达到统一，或者使 PTV 的边界与皮肤的表面保持一致。这两种方法都不是完全正确的，重要的是治疗医师应当在设定或接受靶区边界和评估剂量分布时必须清楚所采用的近似方法。

当 PTV 与危及器官或相关 PRV 重叠时，目前的一些 IMRT 放疗计划系统中都存在一个很严重的缺陷。对于这样的系统，重叠的体素只能指定归属一个区域，通常是归属于靶区，因此截去重叠器官体积（例如，PTV 与前列腺重叠）。在这种情况下，剂量体积直方图（DVH）评价危及器官是不够准确的，因为轮廓电子数据是向集成质量保证中心输出的。同中心 PTV（PTV 高剂量和 PTV 低剂量）在放疗计划系统中也会出现同样的缺陷。因此，医生和物理师充分理解 IMRT 计划系统对重叠区域的指定方法（和限制因素）对 DVH 的评估和电子数据输出都是十分重要的。

回到根据器官运动和摆位误差数据确定 CTV 和 PTV 之间边界的问题，ICRU62 号报告指出，可使用与国际计量局（Bureau International des Poids et Mesures，BIPM）推荐方法相类似的二次方程法。Antolak 和 Rosen 指出，为确保 CTV 边缘的每一个点 95%的时间里都在 PTV 范围内，CTV 应该在每个方向统一外扩标准差的 1.65 倍[137]。Van Herk 等人[138]计算患者群体的累积剂量的分布概率（他们称为剂量–人群直方图），同时也在研究针对 CTV 随机或者系统的几何偏差在累积剂量分布上产生的影响。我们可以通过这种类型的直方图上一个单点来创建 PTV 边界。Craig 等人[139]认为约 95%的覆盖率是 PTV 设计的一个合理目标，不同来源的几何不确定性也应该考虑在内，除非有令人信服的理由用其他方法处理。

为了更好地阐明几何不确定性的来源，荷兰癌症研究所[138]建议把其区分为治疗准备中的不确定性（系统误差）和那些在日常治疗执行过程中发生的不确定性（随机变化误差）。治疗执行中的不确定因素不仅包括分次照射间的变化（也就是患者日常摆位或者设备的变化），同时也包括单次照射中的变化（也就是单次照射中患者或者 GTV/CTV 的位移）。治疗准备过程中的不确定性包括 CT 扫描中的摆位误差和器官位移、靶区错误和设备校准误差。他们认为，治疗执行中的误差效应可以在治疗计划中通过已知的分布误差进行计算剂量分布的模糊计算，同时确保这些模糊计算的剂量分布与 PTV 相符合[138]。Van Herk 等人[140]指出，既往很多研究的局限性仅仅是治疗执行中的不确定性或很少一部分治疗前的不确定性被包含在研究内。他们指出，由于治疗前误差比治疗中误差对靶区剂量的影响大，因此排除治疗前误差的肿瘤控制率的评价更为有效。他们推断，治疗前误差可能扮演非常重要的角色，较小的边界变化可导致不断的几何误差。

Yu 等人[141]是第一个报道 IMRT 实施过程中分次放疗器官运动效应的研究者之一，他们指出，与静息状态下的治疗不同，分次放疗中器官位移的位置只影响了治疗边界并建立了一个更宽的剂量半影，MLC 的相互运动产生的射线和患者解剖结构运动的相互作用能够在这些区域生成热点和冷点。他们认为，放疗间的效应会导致放疗强度的变化是没有运动情况下的±50%，而强度变化取决于射束孔径相对于靶区运动的速度，以及扫描宽度相对于靶区运动的幅度。他们建议，准直器运动的速度尽可能慢，并且要保持相对的两个 MLC 叶片之间的间隙尽可能大。他们指出，要达到预想的强度分布，以上两个条件可能存在冲突，这需要一些优化予以处理。

这些研究的重点是 IMRT 治疗中的动态 CTV 问题，同时对 PTV 的概念是否适应于 IMRT 放疗提出质疑。这些担忧直接促进了肿瘤跟踪技术和呼吸门控技术的发展[142,143]。Bortfeld 等人[144]也提出了单次放疗器官运动和 IMRT 实施的问题，同时指出因为 IMRT 是典型的大约 30 次的分割放疗治疗方案，而不是单次的治疗，这在治疗过程中会产生一些误差平均值，这些分次放疗后的累积误差可能会比单次治疗的误差小得多。他们指出，除了一种扫描束类型的 IMRT，任何额外的因素在运用 IMRI 技术上所产生的影响都是相对较小的。当然，需要更多的研究解决关于 IMRT 实施中单次放疗器官位移问题。

所有关于这种问题的讨论均指出，PTV/PRV 概念简化了对几何不确定性的解释，但同时产生了新的问题。特别重要的是，研究人员建立 TCP 和正常组织并发症(normal tissue complication, NTCP) 模型中出现了实际肿瘤和器官体积的信息丢失。虽然目前尚不能完全去掉 PTV 的概念，但是对某些部位的肿瘤，可能通过快速影像或者一些创新技术的使用减少几何不确定性，从而缩小 PTV 边界的范围。例如，对于前列腺癌，每日通过运用超声技术或者植入不透射线标记物的电子射野影像，重置与机器等中心点相关的靶区体积以减少 PTV 边界[130,145]。然而，我们必须警惕这些技术导致的边界减少引发的不良结果。

在胸部治疗方面，减少呼吸运动及其影响的办法有通气门控技术、控制呼吸和主动呼吸控制[142,146-148]。各种不同的方法包括了从不依赖患者的治疗机器控制到完全依赖患者的各种折中方法。然而，不管采用哪种技术来减少整体 PTV 的边界，我们都必须谨慎对待靶区边缘缩小的范围。

与目前以人群为基础的平均摆位误差或器官运动决定 PTV 的方法不同，Yan 等人[149-151]提出了一个基于患者个体化来确定 PTV 的方法(称为自适应放射治疗)。在这种方法中，用患者的最初数次放疗的测量数据(多层 CT 扫描和每日的射野影像片)来确定后续治疗中患者的边界范围。这种方法的扩展就是运用每天(或每周)从治疗机器上获得的 CT 图像来确定患者的解剖、靶区和危及器官的位置和变形轮廓，并提供反馈信息用于调整放疗计划的制订和实施，获得一个更为精确的剂量分布。

Yan 和 Lockman[151]指出，目前没有任何报告说明分次放疗引起的与时间相关的剂量-体积变化，也就是说，放射治疗过程中器官/肿瘤/患者的位置相对于放射束出现了变化。换句话说，目前没有考虑每个组织体素照射的时间变化问题,导致对肿瘤和正常组织的剂量反应上了解不足,这限制了对其进行可靠的治疗评价和优化。而器官的变形和运动问题则是改进的模型中需要解决的重要问题。

治疗计划制订者应该认清的最后一个实际问题是,在设计射野以获得理想的剂量覆盖时,因为与治疗技术相关的射野半影的影响,一旦PTV确定,需要在PTV外有一个边缘区。通常情况下,对于3DCRT技术,7~9mm的边缘(边缘到PTV的距离)是一个较好的边缘范围,但是在决定这个边缘大小的时候,仍然需要考虑射线束的实际特点。同样的,在共面治疗计划时,治疗轴平面的边缘范围和与之垂直平面的边缘范围是不一样的。例如,对于共面照射技术,为了保证PTV的处方剂量覆盖,往往需要一个较大的上-下面的射野边缘。同时,在许多情况下,可通过调整各射野的相对权重减少侧面和前-后面射野边缘距离(以提供更好的危及器官保护)。应该明确的是,硬性规定边缘大小不切实际,有时为了找到上-下边缘、前后边缘、外侧缘和射野权重最好的交集,需要重做计划。IMRT可通过增加PTV外周的控制来减少射野边缘,对获得合适的PTV剂量覆盖起重要作用,同时也提高邻近危及器官保护[152]。

(冯梅 黄叶才 译 崔剑雄 校)

5.2 淋巴结的靶区勾画

淋巴结靶区的确定在放射治疗计划中非常重要,因为在许多解剖部位,淋巴结可能或已经被各种恶性肿瘤侵犯。

在头颈部肿瘤患者中,使用CT扫描进行仔细地研究可鉴别转移淋巴结的位置,包括口咽癌患者的咽后淋巴结转移,在208例口咽癌患者中,有16%的患者出现咽后淋巴结转移,而在该组患者中,有23%的患者出现颈部其他部位的淋巴结转移[153]。进一步的研究发现,更精准的淋巴结定位将更好地定义淋巴结靶区边缘,从而满足对口咽癌、下咽癌或喉癌的淋巴结靶区的足够覆盖的要求(图5.2)[154,155]。Gregoire等[26]、Nowak等[67]和Chao等[74]基于一个126例头颈部肿瘤患者失败模式相关的研究,提出了淋巴结靶区勾画指南。

对于胸部肿瘤,Yuan等人[156]评价了243例非小细胞肺癌患者的肿瘤包膜外侵犯(注:41%原发肿瘤和33.4%的转移淋巴结),建议将CTV边缘作为淋巴结大小的功能单位。Chapet等[83]以胸部轴位CT扫描为基础制作了一个肺门和纵隔淋巴结的3D影像学图谱,这对放射治疗计划的靶区定义有重要价值。Steenbakkers等人[157]的研究证实,当CT扫描用于肺癌靶区定义时存在几何不确定性,同时描述了如何通过PET扫描改善这种不确定性。其他学者的研究也证实了PET扫描用于肺癌靶区定义的价值(图5.3)[158,159]。

Brunner等人[160]的研究发现,对175例接受胰十二指肠切除术的胰腺癌患者使用CT扫描评价区域和主动脉旁淋巴结转移,76%的患者出现区域淋巴结转移,22%的患者出现远处淋巴结转移。基于这个研究数据,制订了治疗计划标准的推荐意见。

对于盆腔肿瘤,一个16例宫颈癌的研究运用淋巴管造影术产生了3D淋巴结图像用于放射治疗计划的制订[90]。同样的,在70例盆腔恶性肿瘤患者的研究中,盆腔淋巴系闪烁造影术(使用99mTc)敏感性从40%的骶前和髂内淋巴到70%~80%的髂外、髂总淋巴结和主动脉旁淋巴结以及100%的腹

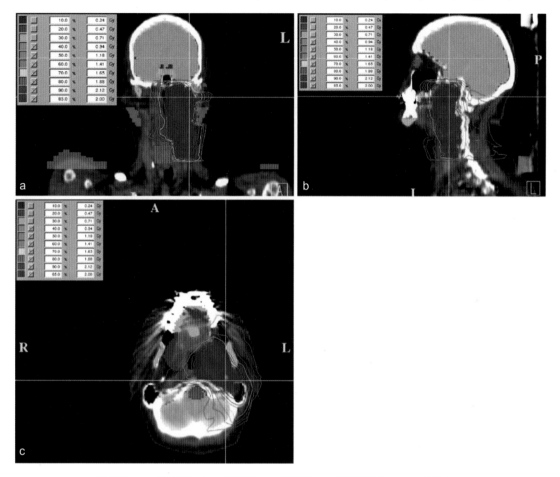

图 5.2a–c　冠状面(a)、矢状面(b)和横断面(c)头颈部肿瘤 IMRT 剂量分布

股沟淋巴结[161]。另一项 20 例盆腔恶性肿瘤患者的研究运用盆腔 CT 扫描鉴别淋巴结的 3D 成像[92]。Finlay 等人[162]在一项对 43 例宫颈癌患者的研究中，在 CT 图像上进行盆腔动脉勾画，将勾画的血管予以保护，然后，进行常规的盆腔照射野放疗，以此分析淋巴结区域的靶区覆盖。结果显示，34 例患者(79%)上界覆盖不全。在前–后野照射中有 9 例(21%)，在侧野照射中有 30 例(70%)也出现了靶区边缘的覆盖不全。

　　在一项经病理证实淋巴结阳性的 18 例前列腺癌研究中，Shih 等人[108]使用一种新的磁共振淋巴结纳米造影术用于检出可疑的转移淋巴结。为了减少盆腔器官照射体积，他们提出了在盆腔 CTV 勾画中，将有高危的隐匿转移包括淋巴结的髂总、近端髂内外血管周围 2cm 在内的区域，这样可以覆盖淋巴结阳性的前列腺癌患者 94.5%的盆腔高危淋巴结。

　　随着妇科肿瘤的盆腔和主动脉旁淋巴结的精准影像的产生，以及 IMRT 的面世，在最大限度保护小肠和盆腔器官的同时，这些区域淋巴结的照射也成为可能(图 5.4)。

（冯梅　黄叶才　译　崔剑雄　校）

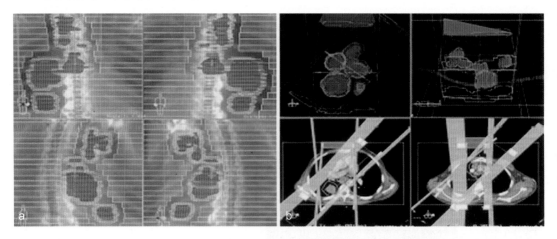

图 5.3 (a)PET 扫描发现的左肺癌伴纵隔淋巴结转移的胸部模型。(b)肺癌 3DCRT 解析图

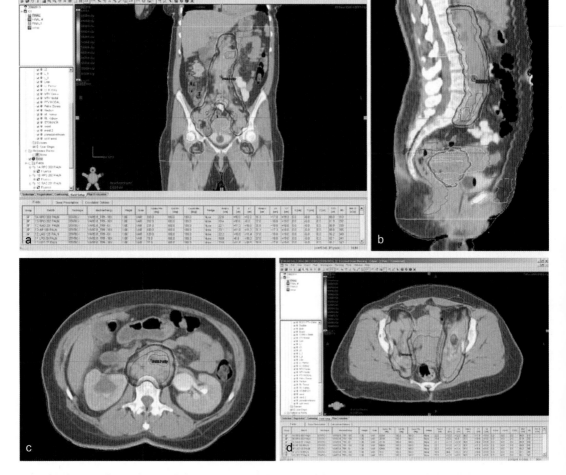

图 5.4 (a)宫颈癌患者主动脉旁和盆腔淋巴结照射的 IMRT 剂量分布示例。(b)同样剂量分布的矢状面图像。(c)以上剂量分布的横断面。(d)宫颈癌患者盆腔淋巴结照射的 IMRT 剂量分布的横断面图像

5.3　现代放射治疗的技术创新对靶区勾画的影响

随着锥形束 CT[163-165]、螺旋断层放疗[166-168]、机器人放疗[169]等越来越多的新技术的出现，以及基于图像引导的 3DCRT、IMRT 逐渐普及，还有颅内和颅外立体定向放射治疗[170]及自适应放疗的运用[171]，更有单次分割或大分割放疗在临床中的运用[172]时的要求靶区外扩更小，这些都要求原发病灶以及高危淋巴结区域的靶区勾画更加精确。制订放射治疗计划时，必需更为精确和功能多样化的算法来为以上诸技术带来的剂量优化提供更多的可能。

此外，放射治疗的准确实施需要更为精确的放射治疗技术来保证，包括超声、电子射野影像系统和放射治疗中的靶区跟踪技术，如在靶区内植入射频转换器的 Calypso 系统，这些技术可以减少因靶区或危及器官的治疗过程中的运动而带来的误差[173-175]。

随着 IMRT 或质子放疗技术的应用，有学者提出，接受低剂量、大面积放疗的患者发生继发性肿瘤的可能性增加 [176]。Aoyama 等人[177]指出，与 IMRT 相比，螺旋断层放疗的靶区外组织的照射剂量更低。

(冯梅　黄叶才　罗裕坤　译　崔剑雄　校)

5.4　质量保证

本节重点说明准确靶区勾画的重要性和关键性，但我们必须明白，准确的靶区勾画仅是质量保证过程中必须落实的许多工作之一。为了确保放射治疗的质量，必须增加一些步骤或程序来测定设备性能，检测剂量校正、治疗计划、剂量计算和实施的精确性。通过使用特定治疗计划，比较剂量分布的计算与实测，我们可以进行剂量学的质量保证。美国医学物理学家协会(American Association of Physicists in Medicine，AAPM) 和欧洲放射肿瘤学会 (European Society for Treatment and Research Organization，ESTRO)已发布了关于放射治疗的软件和硬件设备的验收测试、调试方法和定期进行的质量保证程序的详细报告[178,179]。质量保证的其他要素包括记录放射治疗设备操作步骤的规约和手册，恰当的临床和物理记录，阶段性的评审图表，剂量验证和治疗参数审计，放射肿瘤医师、物理师、剂量师、技师和其他人员的参与以保证预期的治疗计划能准确执行。

总的说来，由于靶区外放更小，剂量梯度更陡峭，使用 3DCRT、IMRT 或 IGRT 治疗患者时，需要更谨慎小心。因为放射治疗过程不仅涉及以上所描述的要素，还与 MLC 叶片精度（对 IMRT 需要亚毫米级精确度、速度等）和加速器机架运动时的射线输出相关，所以质量保证程序必须更加细致和苛刻[180]。

对 IMRT 治疗而言，特定的以患者为导向的质量保证程序是必需的，包括使用治疗参数对仿真模型进行照射，使用电离室、胶片辐射剂量测定法(放射显影、放射变色)、热射光剂量仪等进行测定，并将这些数据与由治疗计划系统产生的剂量分布和 DVH 图相比较。为了确保放疗计划和放疗实施系统的空间准确性，特定空间位置的计划剂量和实测剂量必须准确而独立地进行验证。IMRT 技术的特点之一是缺乏验证患者位置和剂量分布准确性的便捷的传统射野影像，例如，患者的位置通过正交摄影片进行验证(多射野等中心前–后位片和侧位片)，将影像与相应的数字重建摄影 (digitally reconstructed radiographs, DRRs) 相比较。通过仿真模型和直接测量的方法进行治疗和剂量分布的验证[180-184]。

体外和体内因素都会影响摆位的准确性。体内或者说固有的因素包括靶区(如前列腺)与骨性结构或邻近器官的相对运动造成的问题,这已在许多研究中被报道。某些靶区如前列腺和精囊腺可以向下、向上、向前、向后甚至轴向旋转移动。此外,呼吸运动还增加对这些器官运动的其他影响。除此之外,还存在体外的放疗(准备)误差,与实际模拟过程、靶区勾画等相关。执行误差,包括了日常治疗时的摆位误差。这些都增加了靶区运动的可能性和靶区定义的不准确性。前列腺的固有运动在某个特定的方向可能达到 4~5mm,总运动甚至可达 10mm。在治疗计划中设计 PTV 时,必须把这些不确定的因素考虑进去(图 5.5)。

器官和患者的运动导致剂量分布的位移将引起射线束半影的增加。这些运动能导致肿瘤移位以至于 10% 的靶区体积有 20% 时间在射野以外,所以该区域的靶区实际上仅有 80% 照射时间在治疗野内。这种不准确性可能导致剂量热点和冷点。毋庸置疑,这些热点和冷点在制订计划时是无法发现的[185,186]。

另一个问题是,CTV 边缘区的缩小显著降低了可接受的最小剂量的可能性。如果定义了一个非常小的边缘区,如 0 毫米或者几毫米边缘,将高处方剂量实施于 CTV 的可能性几乎为零。CTV 周围的剂量变化如此之大,以至于只有零误差状况下才能得到处方剂量。在这种情况下,零误差的可能性是非常小的,所以这是使用较小外扩边缘时必须重视的一个问题。

最重要的问题是,如何针对不同治疗部位选择最合适的治疗方式,如选择 3DCRT、IMRT,还是 IGRT。这个选择的过程取决于肿瘤的部位、剂量均一性标准、费用、时间以及临床疗效分析。比较 3DCRT 和 IMRT 时,两者剂量学的差异和治疗并发症的评估都非常重要。

(冯梅 黄叶才 罗裕坤 译　崔剑雄 校)

5.5　成本效益和应用

现代放射治疗计划系统和设备的获取需要大量的财政投资,维护、操作设备以及使用 3DCRT、IMRT、IGRT(包括螺旋断层放射治疗)治疗患者也耗费更多的时间和精力。如前所述,放疗计划的指导、制订、验证及执行需要放射治疗医师和物理师更多地参与,还需要剂量师和技术员投入更多时间。由于治疗技术的复杂性和潜在差错,往往导致治疗效果的降低、患者的损伤,这要求运用这些技术的相关专业人员接受更多的培训和继续教育。

一些报道表明[187],现代放疗技术所需的时间和精力,仅部分受工作人员增长的经验和熟练程度所影响。在美国,这反映在对投入更多这类装备、设施和人力资源治疗患者的服务所进行的补贴。此外,由于这些治疗技术往往与细胞毒药物或分子靶向药物联合治疗以增强放射治疗的效应,患者的全程管理变得更加复杂和耗时。

另一方面,新技术和剂量优化带来更精确的靶区覆盖,在可接受的并发症前提下给予更高的放射剂量,这被证实能提高局部控制率和生存率,同时减少远处转移,提高患者的生活质量。Pollack 等人[188]和一项更新的随机研究发现,常规技术照射 70Gy 和

3DCRT 技术照射 78Gy 的局限性前列腺癌相比，更高的照射剂量改善了患者的结局。Perez 和其合作者[187]在一项局限性前列腺癌的研究中证实，初治复发患者的再程治疗与首次治疗相比，总的治疗费用增加了 3~4 倍,对并发症的处理也会增加总费用。

正如 Suit[189] 所说:"医学的历史反复证明,决定一项新技术命运的,主要是它增加的疗效,而不是成本。"

（冯梅 黄叶才 罗裕坤 译　崔剑雄 校）

5.6 结论

放射治疗技术取得了显著进步,单纯放射治疗或与其他方式(手术、化疗、激素治疗或生物靶向治疗)联合改善了肿瘤患者的治疗。放射治疗技术日趋复杂,为了保证患者得到最理想的治疗,与放射治疗过程相关的所有专业人士都需要接受更为严格的训练,质量保证程序也需要更加细致和准确。

使用放射治疗新技术时,肿瘤、靶区和

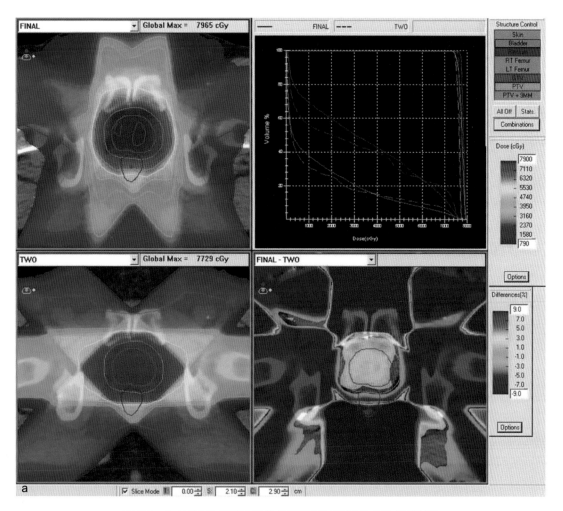

图 5.5　(a)局限性前列腺癌的 3DCRT 和 IMRT 治疗计划(待续)

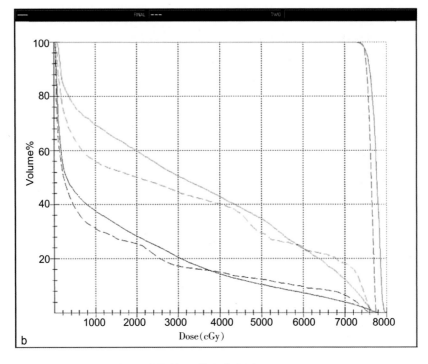

图 5.5(续)　(b)同一患者的剂量–体积直方图(Dose-volume histogram,DVH)

危及器官的准确勾画对确保治疗计划和实施的质量至关重要。治疗计划、实施和验证的全程质量保证确保了患者得到最佳的治疗和更好的疗效。

新技术的应用增加了治疗成本,但从长远来看,在患者的整个治疗中总体花费反而较少。因为初次治疗失败的再程治疗或处理治疗并发症的费用可能比成功的、没有并发症的首程治疗多出 3 倍。

(冯梅　黄叶才　罗裕坤　译　崔剑雄　校)

第 3 部分

轴面 CT 影像解剖

第 **6** 章
头颈部区域淋巴结

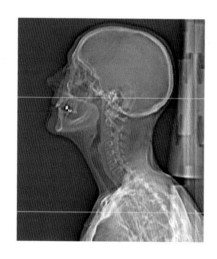

头颈部定位像

分区	解剖边界					
	上界	下界	内侧界	外侧界	前界	后界
Ⅰa	颏舌肌、下颌骨下缘切线平面	舌骨体切线平面	无[a]	二腹肌前腹内缘	下颌骨正中联合、颈阔肌	舌骨体[b]
Ⅰb	下颌舌骨肌、颌下腺的上缘	舌骨体中平面	二腹肌前腹外缘	下颌骨基底缘/内侧缘、颈阔肌、皮肤	下颌骨正中联合、颈阔肌	颌下腺后缘
Ⅱa	C1 侧突下缘	舌骨体下缘	颈内动脉内缘、椎旁肌肉（肩胛提肌）	胸锁乳突肌内缘	颌下腺后缘、颈内动脉前缘、二腹肌后腹后缘	颈内静脉后缘
Ⅱb	C1 侧突下缘	舌骨体下缘	颈内动脉内缘、椎旁肌肉（肩胛提肌）	胸锁乳突肌内缘	颈内静脉后缘	胸锁乳突肌后缘

（待续）

* 本章由 Antonietta Augurio，Angelo Di Pilla 和 Armando Tartaro 撰写。

分区	解剖边界					
	上界	下界	内侧界	外侧界	前界	后界
Ⅲ	舌骨体下缘	环状软骨下缘	颈动脉内缘、椎旁肌肉（斜角肌）	胸锁突肌内缘	胸骨舌骨肌后外侧缘、胸锁乳突肌前缘	胸锁乳突肌后缘
Ⅳ	环状软骨下缘	胸锁关节上2 cm	颈内动脉内缘、椎旁肌肉（斜角肌）	胸锁乳突肌内缘	胸锁乳突肌前内侧缘	斜方肌的前外侧界
Ⅴ	舌骨体上缘	包含颈横血管的 CT 层面[c]	椎旁肌肉（肩胛提肌、头夹肌）	颈阔肌、皮肤	胸锁乳突肌后缘	气管食管分界[c]
Ⅵ	甲状软骨体下缘[d]	胸骨柄	无	甲状腺内缘、皮肤和胸锁乳突肌的前内侧缘	皮肤、颈阔肌	椎前肌肉（头长肌、颈长肌）
RP	颅底	舌骨体上缘	体中线	颈内动脉内缘	咽部黏膜下筋膜	

[a] 属于双侧二腹肌前腹内缘之间的中线结构。

[b] 甲状舌骨肌的止点常常介于 Ia 和舌骨体之间。

[c] 鼻咽癌请参看 UICC/AJCC1997 版关于霍氏三角的描述。简而言之，为锁骨下方及周围，向下到斜方肌的脂肪间隙。

[d] 气管旁和喉返神经淋巴结的上界在环状软骨的下缘。

[e] 气管前淋巴结，是气管和环状软骨的前缘。

来源：修改自 Gregoire V，Levendag P，Ang KK，et al.（2003）[78]

解剖参考点

1 – 头长肌

2 – 颈内动脉

3 – 胸锁乳突肌

4 – 颈内静脉

5 – C1 外侧突

6 – 颈长肌

7 – 颏舌肌和颏舌骨肌

8 – 下颌舌骨肌

9 – 椎旁肌（肩胛提肌）

10 – 下颌下腺

11 – 二腹肌前腹

12 – 颈外动脉

13 – 二腹肌后腹

14 – 肩胛提肌

15 – 头夹肌

16 – 斜方肌

17 – 舌骨

18 – 斜角肌

19 – 颈总动脉

20 – 环状软骨

21 – 甲状软骨

22 – 甲状腺

23 – 前斜角肌

24 – 中斜角肌

25 – 后斜角肌

26 – 颈横血管

27 – 锁骨下静脉

28 – 无名静脉

颜色图标

- IA 区
- IB 区
- II 区
- III 区
- IV 区
- V 区
- VI 区
- 咽后淋巴结

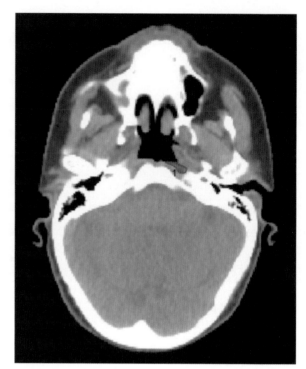

图 6.1

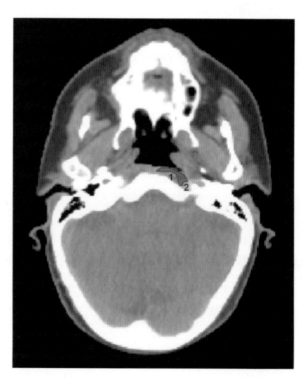

图 6.1,6.2

■　咽后淋巴结

1 – 头长肌
2 – 颈内动脉

图 6.2

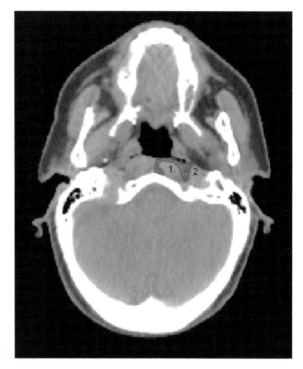

图 6.3

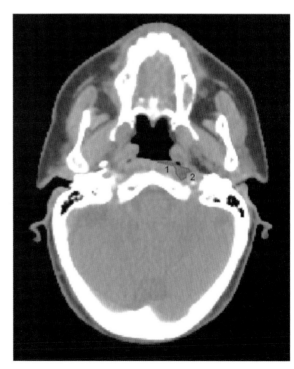

图 6.3,6.4

■■■ 咽后淋巴结

1 – 头长肌
2 – 颈内动脉

图 6.4

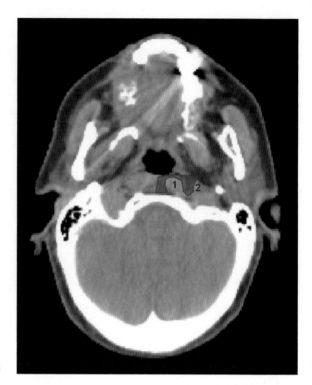

图 6.5

图 6.5,6.6

■ 咽后淋巴结

1 - 头长肌
2 - 颈内动脉

图 6.6

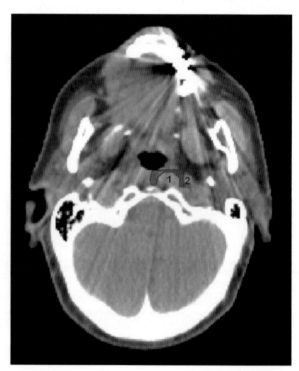

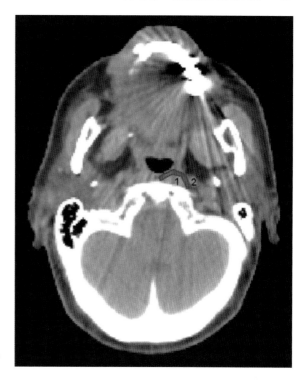

图 6.7

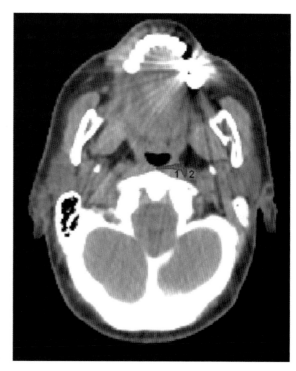

图 6.7,6.8

■■■　咽后淋巴结

1 – 头长肌
2 – 颈内动脉

图 6.8

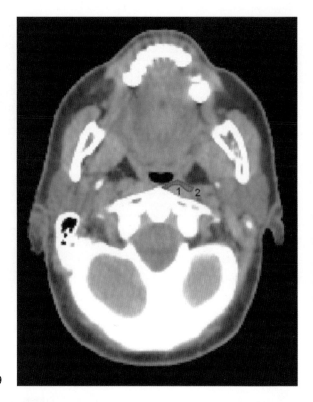

图 6.9

图 6.9,6.10

▦ Ⅱ区

▬ 咽后淋巴结

1 – 头长肌

2 – 颈内动脉

3 – 胸锁乳突肌

4 – 颈内静脉

5 – C1 外侧突

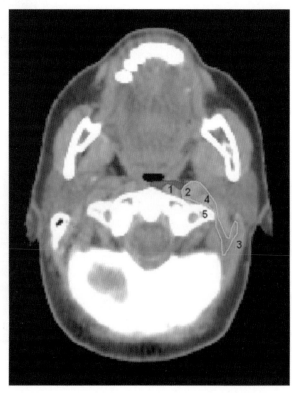

图 6.10

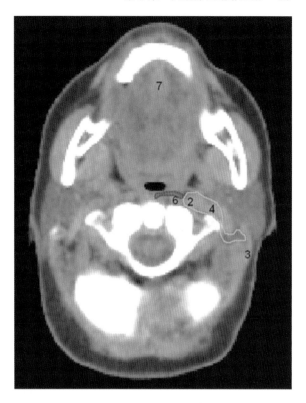

图 6.11

图 6.11,6.12

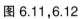 Ⅱ区

■ 咽后淋巴结

2 – 颈内动脉

3 – 胸锁乳突肌

4 – 颈内静脉

6 – 颈长肌

7 – 颏舌肌和颏舌骨肌

8 – 下颌舌骨肌

9 – 椎旁肌（肩胛提肌）

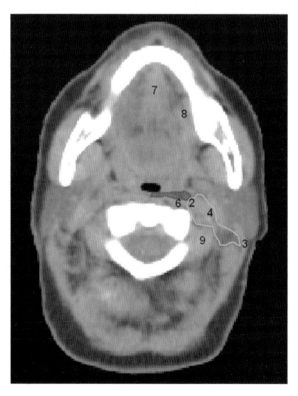

图 6.12

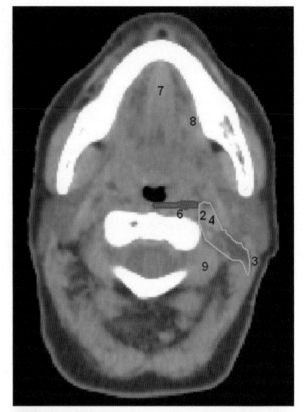

图 6.13

图 6.13,6.14

▰▰▰ ⅠB 区

▰▰▰ Ⅱ 区

▰▰▰ 咽后淋巴结

2 – 颈内动脉

3 – 胸锁乳突肌

4 – 颈内静脉

6 – 颈长肌

7 – 颏舌肌和颏舌骨肌

8 – 下颌舌骨肌

9 – 椎旁肌(肩胛提肌)

10 – 下颌下腺

11 – 二腹肌前腹

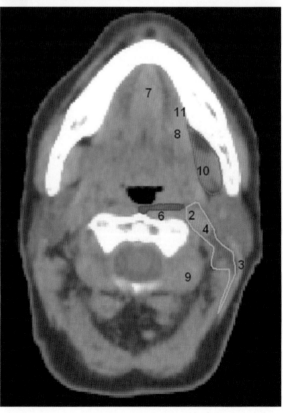

图 6.14

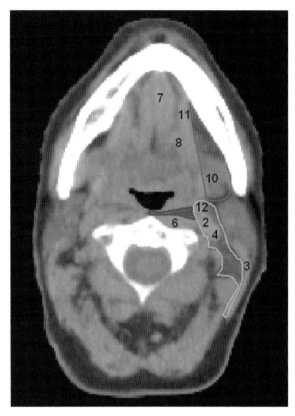

图 6.15

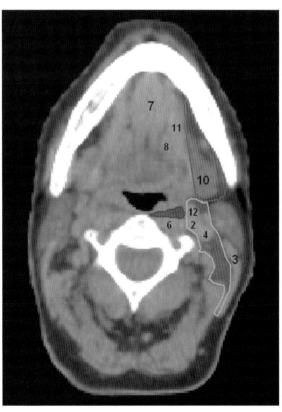

图 6.16

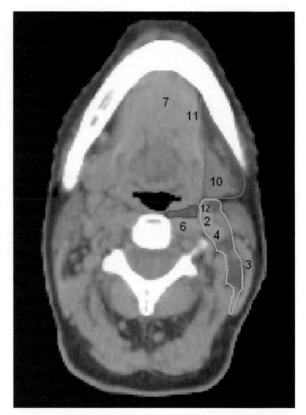

图 6.17

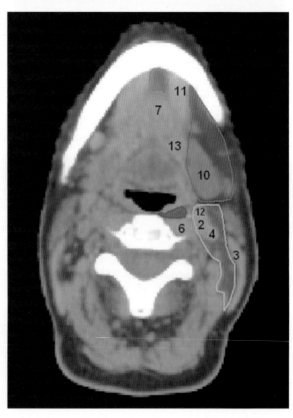

图 6.18

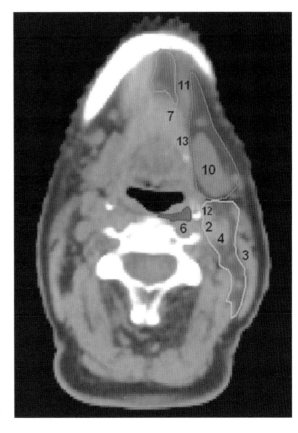

图 6.19

图 6.19,6.20

▦ ⅠA 区

▦ ⅠB 区

▦ Ⅱ 区

▦ Ⅴ 区

▦ 咽后淋巴结

2 – 颈内动脉

3 – 胸锁乳突肌

4 – 颈内静脉

6 – 颈长肌

7 – 颏舌骨肌

10 – 下颌下腺

11 – 二腹肌前腹

12 – 颈外动脉

13 – 二腹肌后腹

14 – 肩胛提肌

15 – 头夹肌

16 – 斜方肌

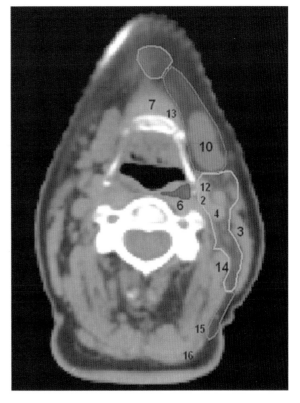

图 6.20

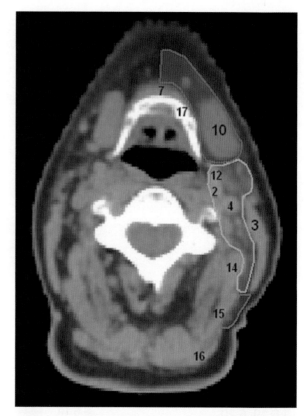

图 6.21

图 6.21,6.22

▬　ⅠB区
▬　Ⅱ区
▬　Ⅴ区

2 – 颈内动脉

3 – 胸锁乳突肌

4 – 颈内静脉

7 – 颏舌骨肌

10 – 下颌下腺

12 – 颈外动脉

14 – 肩胛提肌

15 – 头夹肌

16 – 斜方肌

17 – 舌骨

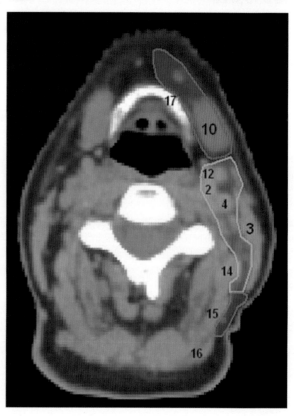

图 6.22

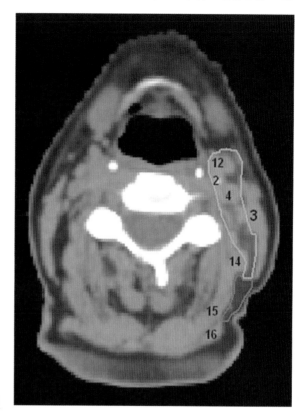

图 6.23

图 6.23，6.24

▭ Ⅱ区
▭ Ⅲ区
▬ Ⅴ区

2 – 颈内动脉
3 – 胸锁乳突肌
4 – 颈内静脉
12 – 颈外动脉
14 – 肩胛提肌
15 – 头夹肌
16 – 斜方肌
18 – 斜角肌

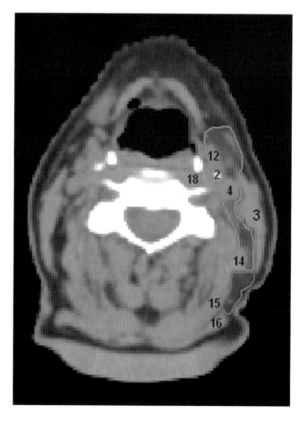

图 6.24

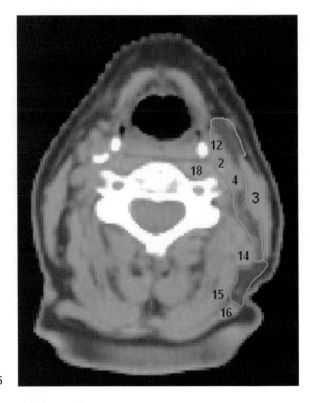

图 6.25

图 6.25,6.26

■ Ⅲ区
■ Ⅴ区

2 - 颈内动脉
3 - 胸锁乳突肌
4 - 颈内静脉
12 - 颈外动脉
14 - 肩胛提肌
15 - 头夹肌
16 - 斜方肌
18 - 斜角肌

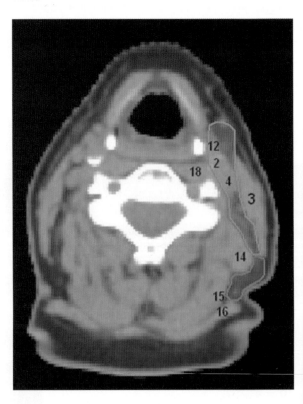

图 6.26

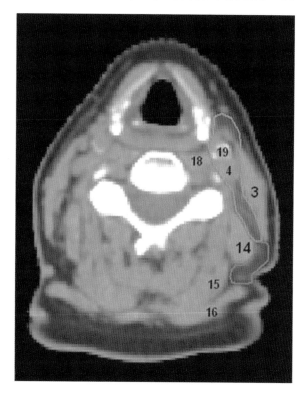

图 6.27

图 6.27,6.28

▬ Ⅲ区
▬ Ⅴ区

3 - 胸锁乳突肌
4 - 颈内静脉
14 - 肩胛提肌
15 - 头夹肌
16 - 斜方肌
18 - 斜角肌
19 - 颈总动脉

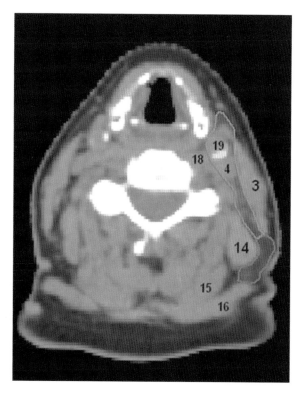

图 6.28

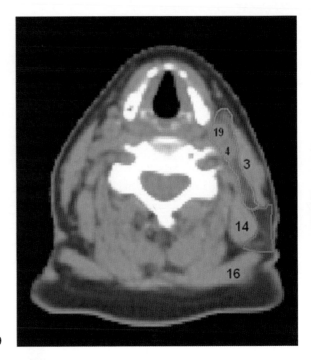

图 6.29

图 6.29，6.30

━ Ⅲ区
━ Ⅴ区

3 – 胸锁乳突肌
4 – 颈内静脉
14 – 肩胛提肌
16 – 斜方肌
19 – 颈总动脉

图 6.30

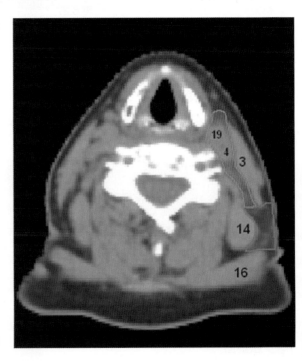

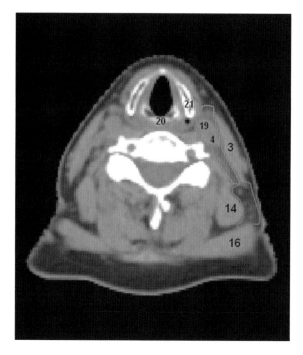

图 6.31

图 6.31, 6.32

 Ⅲ区

Ⅴ区

Ⅵ区

3 – 胸锁乳突肌

4 – 颈内静脉

14 – 肩胛提肌

16 – 斜方肌

19 – 颈总动脉

20 – 环状软骨

21 – 甲状软骨

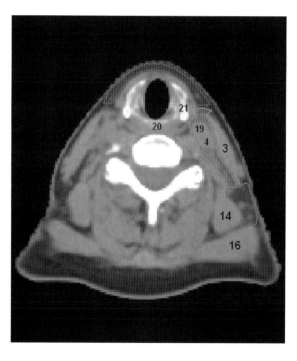

图 6.32

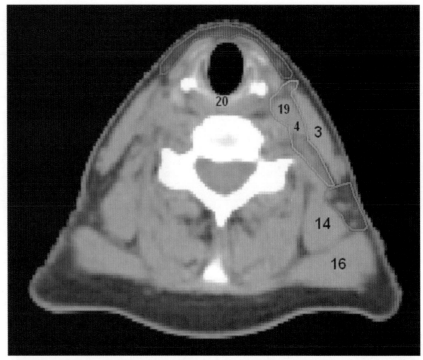

图 6.33

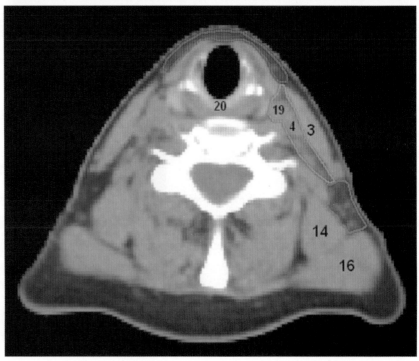

图 6.34

图 6.33，6.34	3 – 胸锁乳突肌	19 – 颈总动脉
▦ Ⅲ区	4 – 颈内静脉	20 – 环状软骨
▬ Ⅴ区	14 – 肩胛提肌	
▦ Ⅵ区	16 – 斜方肌	

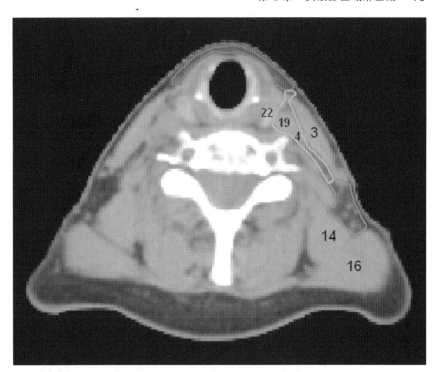

图 6.35

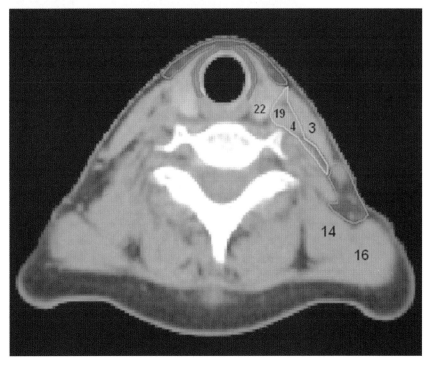

图 6.36

图 6.35, 6.36	3 – 胸锁乳突肌	19 – 颈总动脉
▥ Ⅳ区	4 – 颈内静脉	22 – 甲状腺
▥ Ⅴ区	14 – 肩胛提肌	
▥ Ⅵ区	16 – 斜方肌	

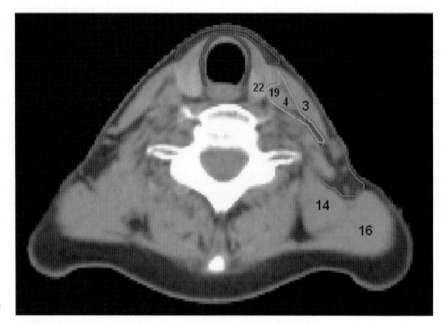

图 6.37

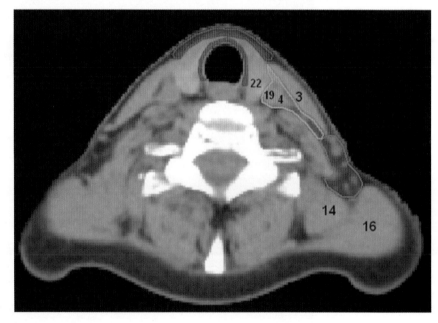

图 6.38

图 6.37,6.38

▬ Ⅳ区
▬ Ⅴ区
▰ Ⅵ区

3 – 胸锁乳突肌
4 – 颈内静脉
14 – 肩胛提肌
16 – 斜方肌
19 – 颈总动脉
22 – 甲状腺

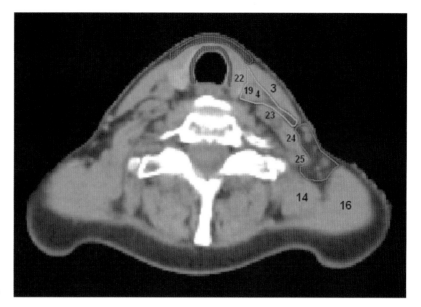

图 6.39

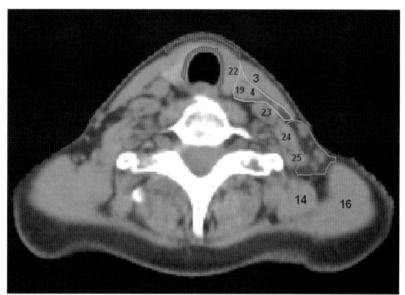

图 6.40

3 – 胸锁乳突肌

4 – 颈内静脉

14 – 肩胛提肌

16 – 斜方肌

19 – 颈总动脉

22 – 甲状腺

23 – 前斜角肌

24 – 中斜角肌

25 – 后斜角肌

图 6.39,6.40

▬ IV区

▬ V区

▬ VI区

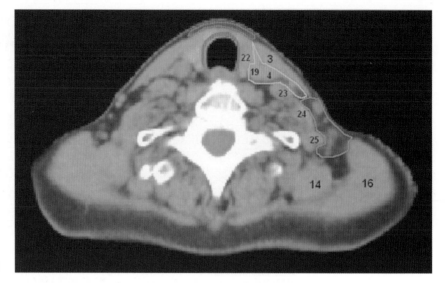

图 6.41

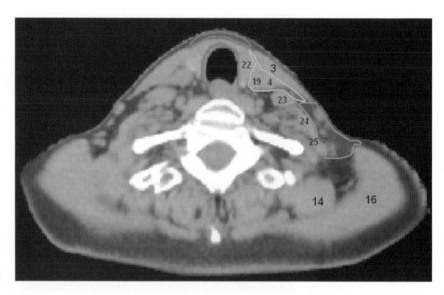

图 6.42

图 6.41,6.42

■ Ⅳ区
■ Ⅴ区
■ Ⅵ区

3 – 胸锁乳突肌

4 – 颈内静脉

14 – 肩胛提肌

16 – 斜方肌

19 – 颈总动脉

22 – 甲状腺

23 – 前斜角肌

24 – 中斜角肌

25 – 后斜角肌

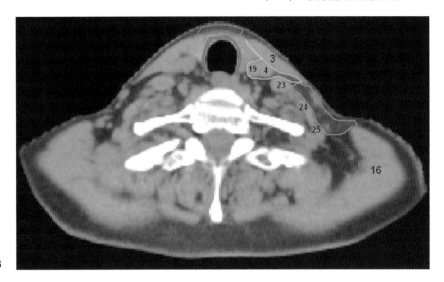

图 6.43

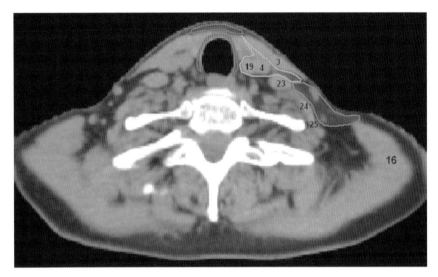

图 6.44

图 6.43,6.44

IV 区

V 区

VI 区

3 – 胸锁乳突肌

4 – 颈内静脉

16 – 斜方肌

19 – 颈总动脉

23 – 前斜角肌

24 – 中斜角肌

25 – 后斜角肌

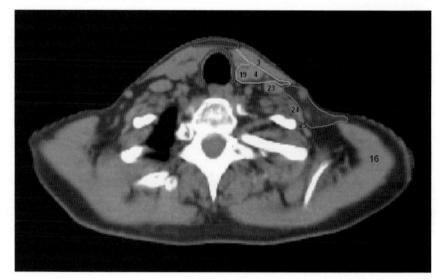

图 6.45

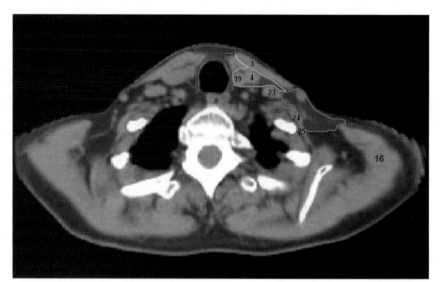

图 6.46

图 6.45,6.46

▬ Ⅳ区
▬ Ⅴ区
▬ Ⅵ区

3 – 胸锁乳突肌
4 – 颈内静脉
16 – 斜方肌
19 – 颈总动脉
23 – 前斜角肌
24 – 中斜角肌
25 – 后斜角肌

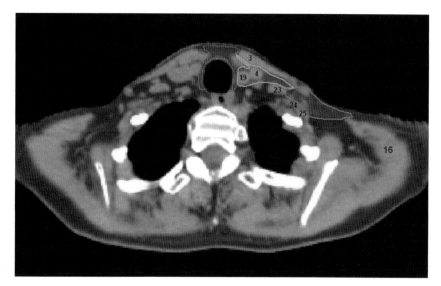

图 6.47

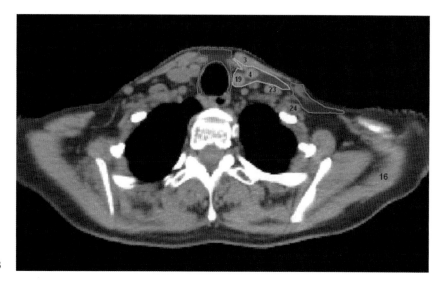

图 6.48

图 6.47, 6.48

▬ IV区

▬ V区

▬ VI区

3 – 胸锁乳突肌

4 – 颈内静脉

16 – 斜方肌

19 – 颈总动脉

23 – 前斜角肌

24 – 中斜角肌

25 – 后斜角肌

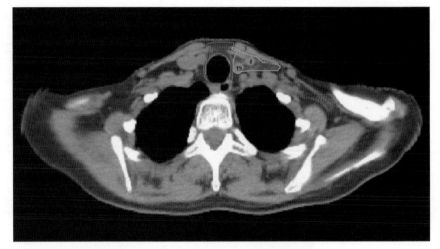

图 6.49

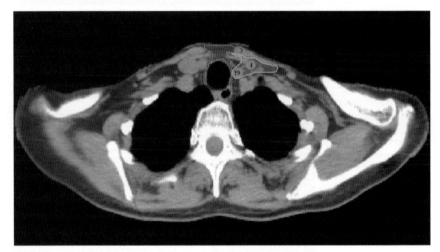

图 6.50

图 6.49, 6.50

▦ Ⅳ区

▦ Ⅵ区

3 – 胸锁乳突肌

4 – 颈内静脉

19 – 颈总动脉

26 – 颈横血管

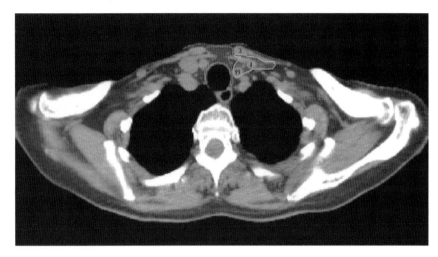

图 6.51

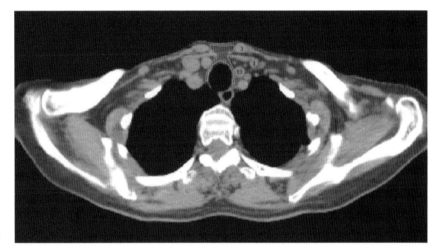

图 6.52

图 6.51,6.52

▥ IV区

▦ VI区

3 – 胸锁乳突肌

4 – 颈内静脉

19 – 颈总动脉

26 – 颈横血管

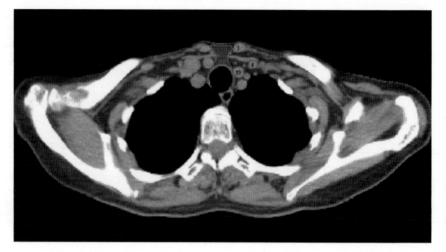

图 6.53

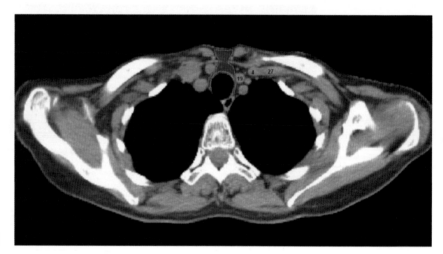

图 6.54

图 6.53,6.54

■■■ Ⅵ区

3 – 胸锁乳突肌

4 – 颈内静脉

19 – 颈总动脉

26 – 颈横血管

27 – 锁骨下静脉

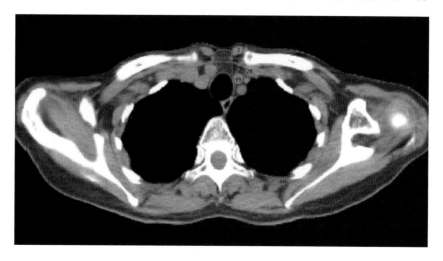

图 6.55

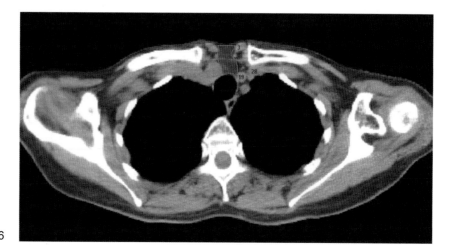

图 6.56

图 6.55,6.56

▨▨▨ Ⅵ区

3 - 胸锁乳突肌

19 - 颈总动脉

26 - 颈横血管

28 - 无名静脉

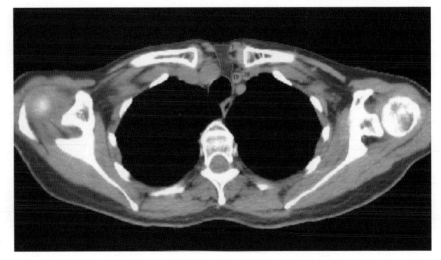

图 6.57

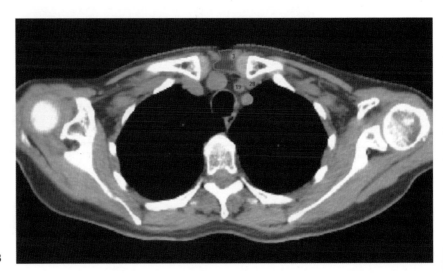

图 6.58

图 6.57，6.58

▦ Ⅵ区

3 – 胸锁乳突肌
19 – 颈总动脉
28 – 无名静脉

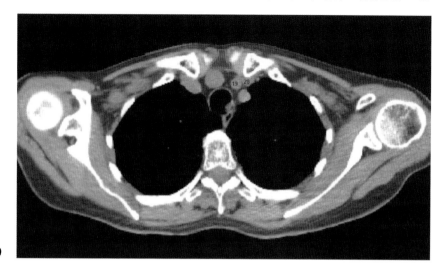

图 6.59

图 6.59

▬ VI区

19 – 颈总动脉

28 – 无名静脉

第 7 章

纵隔区域淋巴结 *

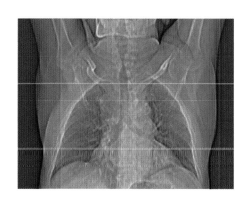

纵隔定位像

淋巴结分组	解剖边界					
	上界	下界	内侧界	外侧界	前界	后界
1R	胸廓入口 [a]	通过第1线的水平面 [b]	气管、甲状腺	右肺、右颈总动脉	右锁骨、右侧头臂静脉、甲状腺	3P组前界、右锁骨下动脉
1L	胸廓入口 [a]	通过第1线的水平面 [b]	气管、甲状腺	左肺	左锁骨下静脉、甲状腺、左锁骨、左头臂静脉	3P组前界、左锁骨下动脉、左颈总动脉
2R	通过第1线的水平面 [b]	通过第2线的水平面 [b]	气管、头臂干、2L组	右肺、右锁骨下动脉	头臂干、右头臂静脉、3A组	3P组前界、气管
2L	通过第1线的水平面 [b]	通过第2线的水平面 [b]	气管、2R组	左锁骨下动脉、左肺	头臂干和左头臂静脉	3P组前界、气管
3A	胸骨柄顶部切缘水平面	通过第2线的水平面 [b]	–	右头臂静脉，左肺、右肺	胸骨、锁骨	甲状腺、头臂干、左右头臂静脉

* 本章由 Antonietta Augurio，Maria Luigia Storto，Maria Taraborrelli 和 Lucia Anna Ursini 撰写。

淋巴结分组	解剖边界					
	上界	下界	内侧界	外侧界	前界	后界
3P	胸廓入口[a]	通过隆嵴的水平面	食管	左右肺、左右锁骨下动脉、降主动脉	气管、1R组、1L组、2R组、2L组、4R组、4L组	食管、椎体
4R	通过第2线的水平面[b]	通过第3线的水平面[b]	主动脉弓、气管、4L组	右肺、上腔静脉、奇静脉弓	右头臂静脉、主动脉弓、升主动脉	气管右前外侧壁、3P组、右主支气管
4L	通过第2线的水平面[b]	通过第4线的水平面[b]	气管、4R组	主动脉弓、左肺动脉、动脉韧带	升主动脉、左右肺动脉	气管左前外侧壁、降主动脉、3P组、左主支气管
5	通过主动脉弓下缘的水平面	通过左肺动脉最下方的水平面	动脉韧带、升主动脉、主肺动脉	左肺	6组后界	降主动脉、左肺动脉
6	通过第2线的水平面[b]	通过右心耳的水平面	–	左右肺	胸骨	上腔静脉、左头臂静脉、主动脉弓、升主动脉、肺动脉干、5组
7	跨过隆嵴的水平面	通过右肺动脉最下界的水平面（两主支气管在此处分开）	–	左右主支气管的内侧壁和中叶支气管	右肺动脉	食管、8组
8	3P组下界	横膈	–	降主动脉、右肺、奇静脉	左心房、食管、7组	椎体

[a] 胸廓入口为颈胸连接处的标记，可看作是一个与第一肋相切的想象平面，自上向下倾斜，自后向前倾斜。

[b] 关于4条线的定义，见文字部分。

肺门淋巴结（10R和10L组）邻近主支气管的分支，位于肺左右叶支气管间。其上界和下界被分别标记出来，上界位于隆嵴下平主支气管水平，下界为通过主支气管末端的水平线。这些淋巴结通常位于左右肺动脉及左右主支气管之间。叶间淋巴结（11R和11L组）位于叶支气管间的脂肪组织中。因此，这些组淋巴结的上缘以叶支气管的出现为准，而下缘以叶支气管在轴面的进一步分支的出现为准。下列图中10组和11组被勾画在一起。

解剖参考点

1 – 右锁骨下静脉

2 – 右颈总动脉

3 – 甲状腺

4 – 左锁骨下静脉

5 – 右锁骨下动脉

6 – 食管

7 – 左颈总动脉

8 – 左锁骨下动脉

9 – 右头臂静脉

10 – 左头臂静脉

11 – 头臂干

12 – 主动脉弓

13 – 上腔静脉

14 – 降主动脉

15 – 升主动脉

16 – 奇静脉

17 – 奇静脉弓

18 – 左肺动脉

19 – 肺动脉主干

20 – 右肺动脉

21 – 左上肺静脉

22 – 右上肺静脉

23 – 右心房

24 – 左心房

25 – 左心室

颜色图标

▬ 最上纵隔淋巴结(1)

▬ 上气管旁淋巴结(2)

▬ 血管旁淋巴结(3A)和
　气管后淋巴结(3P)

▬ 下气管旁淋巴结(4)

▬ 主动脉下淋巴结(5)

▬ 主动脉旁淋巴结(6)

▬ 隆嵴下淋巴结(7)

▬ 食管旁淋巴结(8)

▬ 肺门淋巴结(10)和
　肺叶间(11)淋巴结

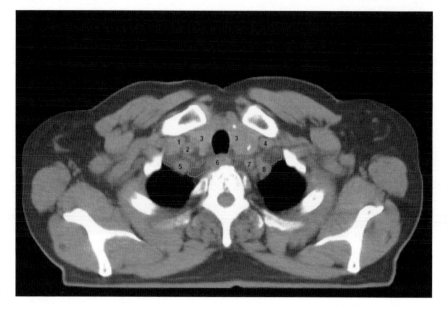

图 7.1

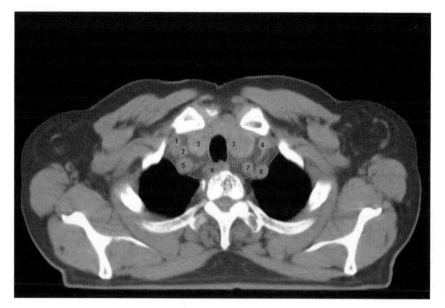

图 7.2

1 - 右锁骨下静脉

2 - 右颈总动脉

3 - 甲状腺

4 - 左锁骨下静脉

图 7.1,7.2

▬ 最上纵隔淋巴结(1)

5 - 右锁骨下动脉

6 - 食管

▬ 血管旁淋巴结(3A)和
气管后淋巴结(3P)

7 - 左颈总动脉

8 - 左锁骨下动脉

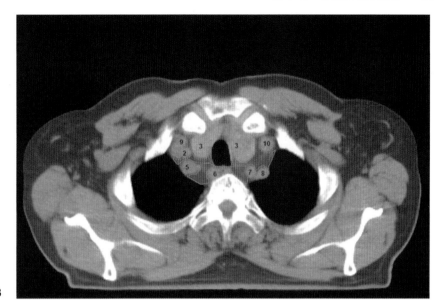

图 7.3

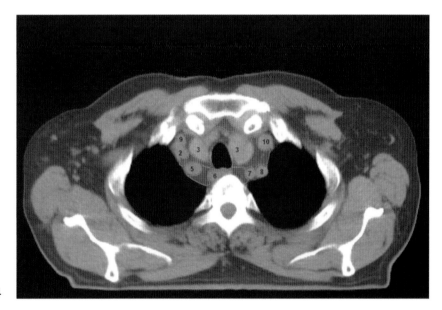

图 7.4

图 7.3,7.4

▦ 最上纵隔淋巴结(1)

▰ 血管旁淋巴结(3A)、
气管后淋巴结(3P)

2 – 右颈总动脉

3 – 甲状腺

5 – 右锁骨下动脉

6 – 食管

7 – 左颈总动脉

8 – 左锁骨下动脉

9 – 右头臂静脉

10 – 左头臂静脉

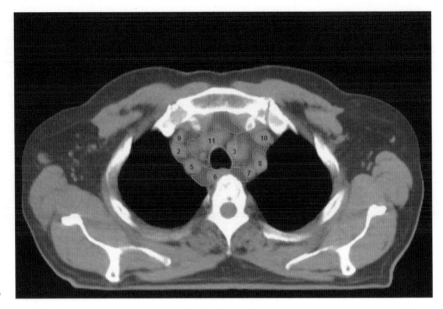

图 7.5

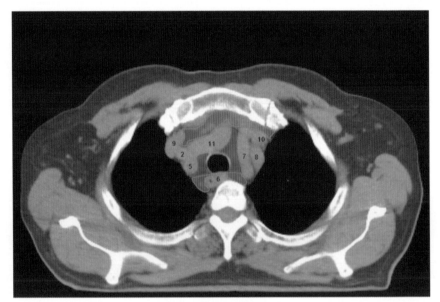

图 7.6

图 7.5,7.6

▬ 最上纵隔淋巴结(1)

▬ 上气管旁淋巴结(2)

▬ 血管旁淋巴结(3A)和
　气管后淋巴结(3P)

2 – 右颈总动脉

3 – 甲状腺

5 – 右锁骨下动脉

6 – 食管

7 – 左颈总动脉

8 – 左锁骨下动脉

9 – 右头臂静脉

10 – 左头臂静脉

11 – 头臂干

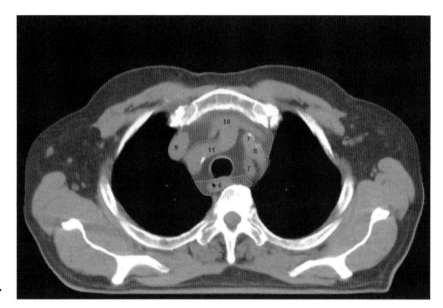

图 7.7

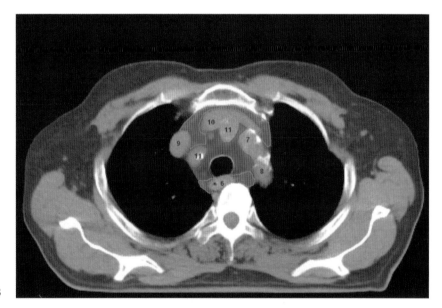

图 7.8

图 7.7,7.8

▰ 上气管旁淋巴结(2)

▰ 血管旁淋巴结(3A)和
    气管后淋巴结(3P)

6 – 食管

7 – 左颈总动脉

8 – 左锁骨下动脉

9 – 右头臂静脉

10 – 左头臂静脉

11 – 头臂干

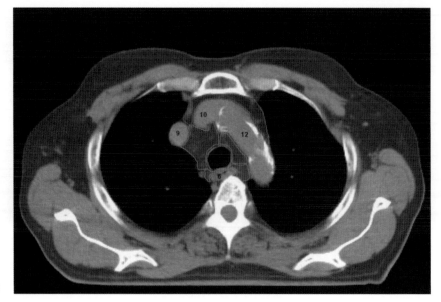

图 7.9

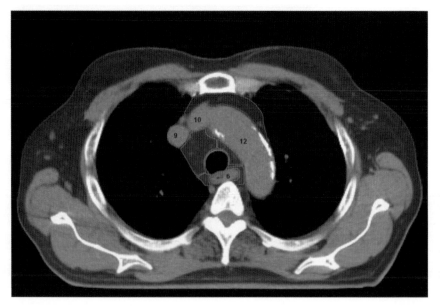

图 7.10

图 7.9,7.10

■■ 气管后淋巴结(3P)

▮▮ 下气管旁淋巴结(4)

■■ 主动脉旁淋巴结(6)

6 – 食管

9 – 右头臂静脉

10 – 左头臂静脉

12 – 主动脉弓

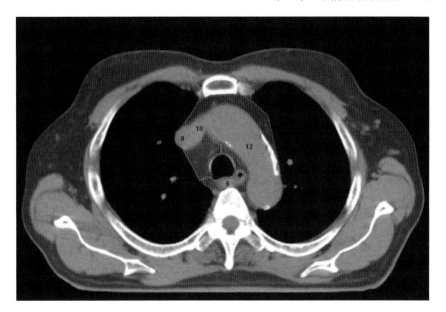

图 7.11

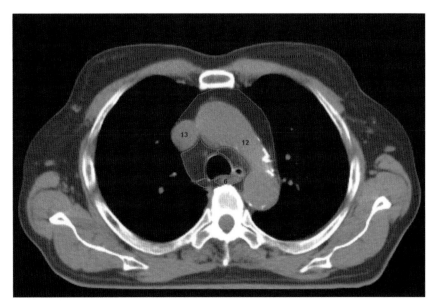

图 7.12

图 7.11,7.12

■　气管后淋巴结（3P）

▨　下气管旁淋巴结（4）

■　主动脉旁淋巴结（6）

6 – 食管

9 – 右头臂静脉

10 – 左头臂静脉

12 – 主动脉弓

13 – 上腔静脉

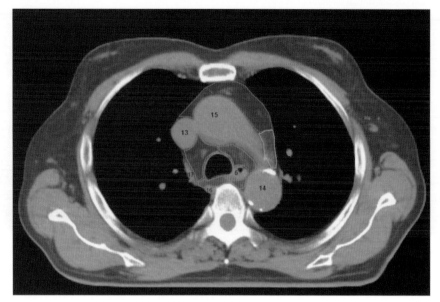

图 7.13

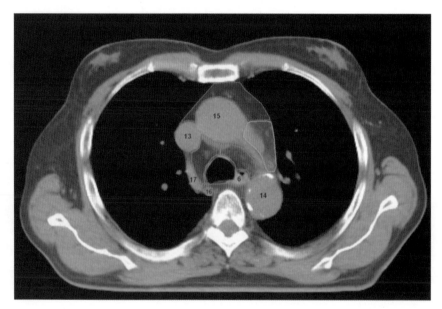

图 7.14

图 7.13,7.14

- ■ 气管后淋巴结(3P)
- ■ 下气管旁淋巴结(4)
- ■ 主动脉下淋巴结(5)
- ■ 主动脉旁淋巴结(6)

6 - 食管

13 - 上腔静脉

14 - 降主动脉

15 - 升主动脉

16 - 奇静脉

17 - 奇静脉弓

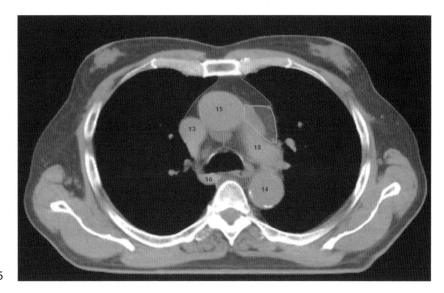

图 7.15

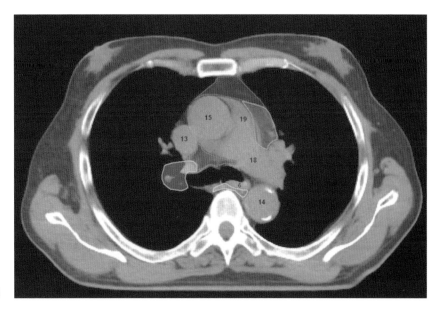

图 7.16

图 7.15, 7.16

▰ 气管后淋巴结(3P)　　　　　6 – 食管

▰ 下气管旁淋巴结(4)　　　　　13 – 上腔静脉

▰ 主动脉下淋巴结(5)　　　　　14 – 降主动脉

▰ 主动脉旁淋巴结(6)　　　　　15 – 升主动脉

▰ 食管旁淋巴结(8)　　　　　　16 – 奇静脉

▰ 肺门淋巴结(10)和　　　　　18 – 左肺动脉

　　肺叶间(11)淋巴结　　　　　19 – 肺动脉主干

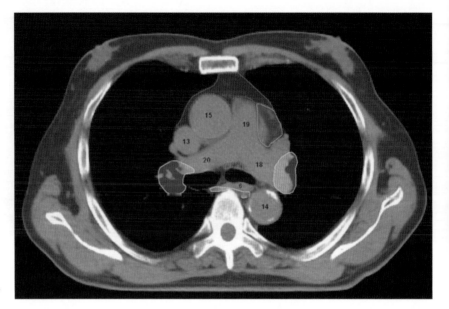

图 7.17

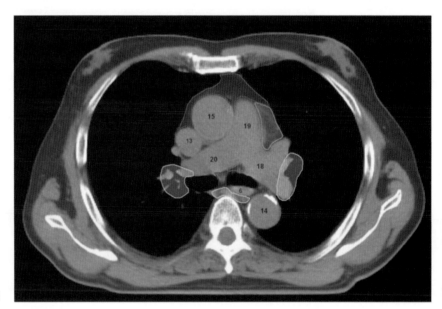

图 7.18

图 7.17, 7.18

▰ 下气管旁淋巴结（4）

▰ 主动脉下淋巴结（5）

▰ 主动脉旁淋巴结（6）

▰ 隆嵴下淋巴结（7）

▰ 食管旁淋巴结（8）

▰ 肺门淋巴结（10）和
　　肺叶间（11）淋巴结

6 – 食管

13 – 上腔静脉

14 – 降主动脉

15 – 升主动脉

18 – 左肺动脉

19 – 肺动脉主干

20 – 右肺动脉

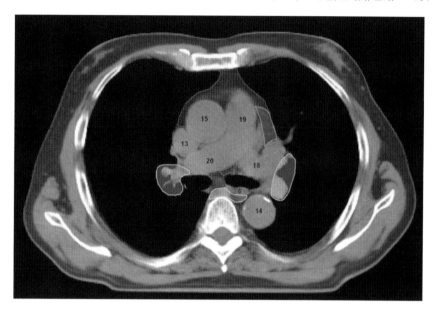

图 7.19

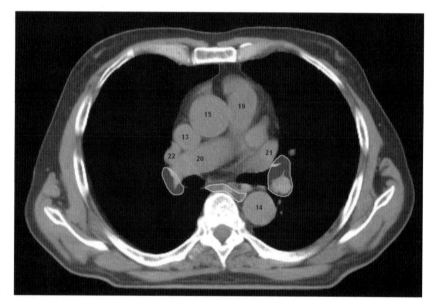

图 7.20

图 7.19,7.20

- ▬ 下气管旁淋巴结(4)
- ▭ 主动脉下淋巴结(5)
- ▬ 主动脉旁淋巴结(6)
- ▬ 隆嵴下淋巴结(7)
- ▬ 食管旁淋巴结(8)
- ▭ 肺门淋巴结(10)和
肺叶间(11)淋巴结

6 – 食管
13 – 上腔静脉
14 – 降主动脉
15 – 升主动脉
18 – 左肺动脉
19 – 肺动脉主干
20 – 右肺动脉
21 – 左上肺静脉
22 – 右上肺静脉

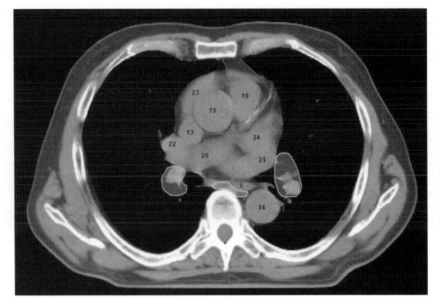

图 7.21

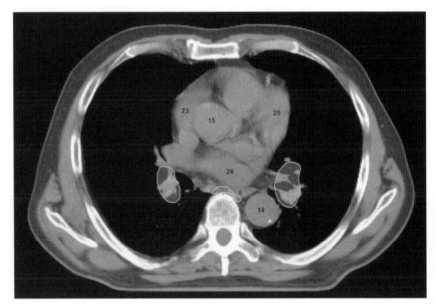

图 7.22

图 7.21,7.22	6 – 食管	21 – 左上肺静脉
▰ 主动脉旁淋巴结(6)	13 – 上腔静脉	22 – 右上肺静脉
▰ 隆嵴下淋巴结(7)	14 – 降主动脉	23 – 右心房
▰ 食管旁淋巴结(8)	15 – 升主动脉	24 – 左心房
▰ 肺门淋巴结(10)和	19 – 肺动脉主干	25 – 左心室
肺叶间(11)淋巴结	20 – 右肺动脉	

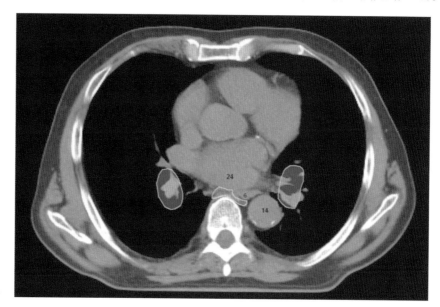

图 7.23

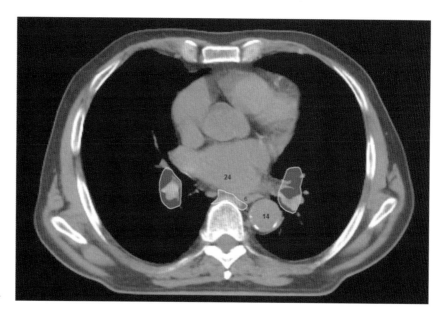

图 7.24

图 7.23,7.24

▬ 食管旁淋巴结(8)

▓ 肺门淋巴结(10)和
　肺叶间(11)淋巴结

6 – 食管

14 – 降主动脉

24 – 左心房

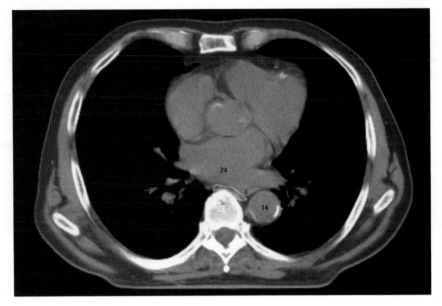

图 7.25

图 7.25

▬ 食管旁淋巴结(8)

6 – 食管
14 – 降主动脉
24 – 左心房

第 **8** 章

上腹部淋巴结 *

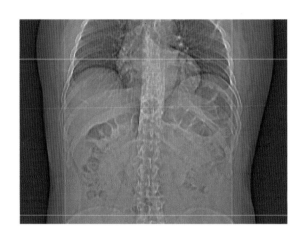

上腹部定位像

分站		解剖边界					
		上界	下界	内侧界	外侧界	前界	后界
1	贲门右淋巴结	贲门上缘(约 T9–T10)	贲门下缘(约 T10–T11)	贲门	肝脏(上部)、左膈脚(下部)	肝脏	贲门(上部)、腹部动脉(下部)
2	贲门左淋巴结	贲门上缘(约 T9–T10)	贲门下缘(约 T10–T11)	贲门	胃	肝脏	贲门(上部)、腹部动脉(下部)
3	胃小弯淋巴结[a]	胃底胃体上缘	胃底胃体下缘	肝左叶	胃小弯	脂肪组织	胃
7	胃左动脉淋巴结	胃底胃体上缘					
4	胃大弯淋巴结	幽门上缘	胃底下缘	胃大弯	肠和结肠脾曲	肠	脾脏,前界为第 10 站淋巴结
5	幽门上淋巴结		肝门下缘	脂肪组织	升结肠和肝脏(近胆囊床)	肠	幽门

* 本章由 Antonietta Augurio, Rafaella Basilico 和 Marco D'Alessandro 撰写。

分站		解剖边界					
		上界	下界	内侧界	外侧界	前界	后界
6	幽门下淋巴结	十二指肠上缘	幽门下1~1.5cm	脂肪组织	结肠肝曲或肝脏（近胆囊床）	肠	十二指肠
8	肝总动脉淋巴结	腹腔干根部水平	脊柱T11–T12间隙	腹腔干(上部)胰腺(下部)	肝脏	肝左叶（上界）	下腔静脉
12	肝十二指肠韧带淋巴结					胃窦幽门区（下界）	
9	腹腔动脉周围淋巴结	腹腔干根部水平	肠系膜血管根部上缘	–	肝脏(右侧)胃(左侧)	胃	主动脉
10	脾门淋巴结	脾门处脾血管上缘	脾门处脾血管下缘	胃体上部脾尾(下界)	脾脏	第4站淋巴结的后界	脾脏
11	脾动脉淋巴结	脾动脉上缘	脾动脉下缘	腹主动脉	脂肪组织	胰腺体部	脾门
13	胰后淋巴结	胰头上缘水平	胰头下缘水平	腹主动脉	十二指肠降部	胰头	下腔静脉
14	肠系膜上血管旁淋巴结[b]	肠系膜血管上缘(T11-T12)	肠系膜上动脉起源水平（约T12）	–	胰头	胰头颈部	腹主动脉
16	腹主动脉旁淋巴结	腹腔干上缘水平	腹主动脉的髂动脉分支处	–	–	–	椎体
17	胰前淋巴结	胰头上缘水平	胰头下缘水平	肠	十二指肠上部、降部	肠	胰头
18	胰下淋巴结	胰体上缘水平	胰腺体尾部下缘水平	–	–	胰腺头部和尾部	腹主动脉、左肾、左肾上腺
20	食管裂孔淋巴结	隆嵴	食管裂孔	–	右侧：上界为肺，下界为下腔静脉；左侧：上界为左肺门，下界为胸主动脉和腹主动脉	支气管（上界）心脏和肝脏（下界）	椎体
110	下胸食管旁淋巴结						
111	膈上淋巴结						
112	后纵隔淋巴结						

[a] 第19站淋巴结(膈下淋巴结)已被认为等同于第3站淋巴结。

[b] 第15站淋巴结(结肠中动脉淋巴结)已被认为等同于第14站淋巴结(肠系膜上血管旁淋巴结)。

解剖参考点

1 – 降主动脉

2 – 食管

3 – 肝脏

4 – 下腔静脉

5 – 左膈脚

6 – 脾脏

7 – 胃

8 – 贲门

9 – 第 10 胸椎

10 – 脾门血管

11 – 腹腔干

12 – 胃幽门部

13 – 脾动脉

14 – 胰腺

15 – 第 11 胸椎

16 – 胆囊

17 – 升结肠肝曲

18 – 胰体

19 – 胰尾

20 – 十二指肠

21 – 胰颈

22 – 胰头

23 – 肠系膜上动脉

24 – 升结肠

25 – 第 12 胸椎

26 – 腹主动脉分叉

颜色图标

▬ 贲门右淋巴结(1 组)

▬ 贲门左淋巴结(2 组)

▓ 胃小弯淋巴结(3 组)和胃左动脉淋巴结(7 组)

▬ 胃大弯淋巴结(4 组)

▬ 幽门上淋巴结(5 组)

▓ 幽门下淋巴结(6 组)

▬ 肝总动脉淋巴结(8 组)和肝十二指肠韧带淋巴结(12 组)

▬ 腹腔动脉周围淋巴结(9 组)

▓ 脾门淋巴结(10 组)

▬ 脾动脉淋巴结(11 组)

▬ 胰后淋巴结(13 组)

▬ 肠系膜上血管旁淋巴结(14 组)

▓ 腹主动脉旁淋巴结(16 组)

▬ 胰前淋巴结(17 组)

▓ 胰下淋巴结(18 组)

▓ 食管裂孔淋巴结(20 组)、下胸食管旁淋巴结(110 组)、膈上淋巴结(111 组)、后纵隔淋巴结(112 组)

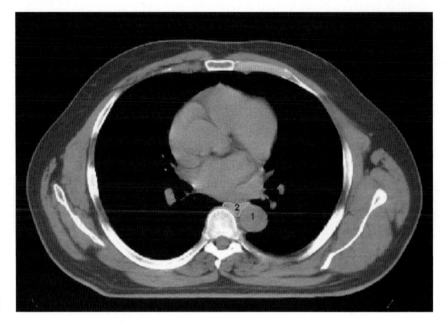

图 8.1

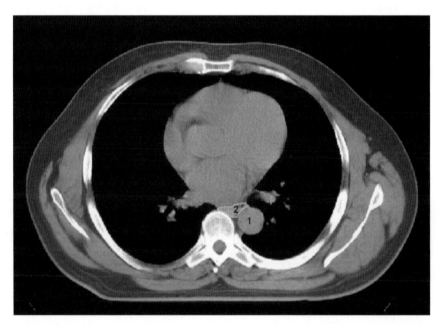

图 8.2

图 8.1,8.2

▬ 食管裂孔淋巴结(20 组)、下胸食管
　　旁淋巴结（110 组）、膈上淋巴结　　　　1 – 降主动脉
　　(111 组)和后纵隔淋巴结(112 组)　　　2 – 食管

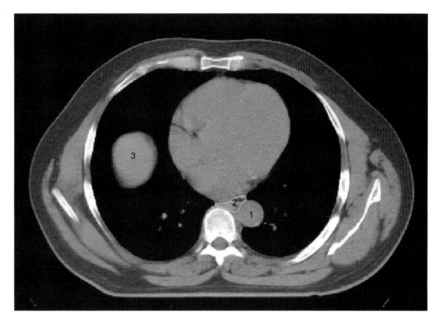

图 8.3

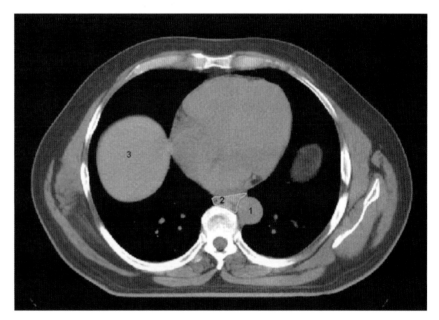

图 8.4

图 8.3,8.4

■　食管裂孔淋巴结(20 组)、下胸食管　　1 – 降主动脉
　　旁淋巴结(110 组)、膈上淋巴结(111　2 – 食管
　　组)和后纵隔淋巴结(112 组)　　　　　3 – 肝脏

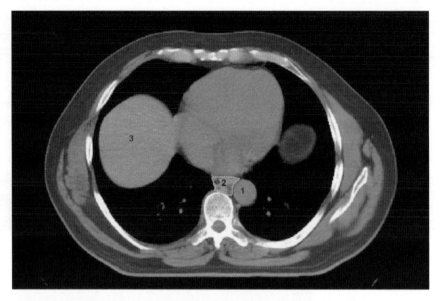

图 8.5

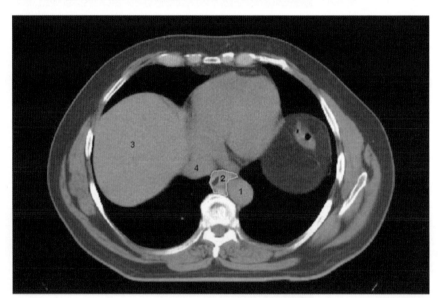

图 8.6

图 8.5,8.6

▬ 食管裂孔淋巴结(20 组)、下胸食管
旁淋巴结(110 组)、膈上淋巴结(111
组)和后纵隔淋巴结(112 组)

1 – 降主动脉

2 – 食管

3 – 肝脏

4 – 下腔静脉

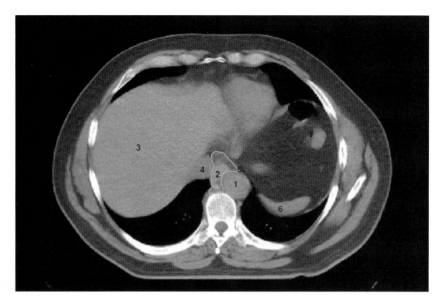

图 8.7

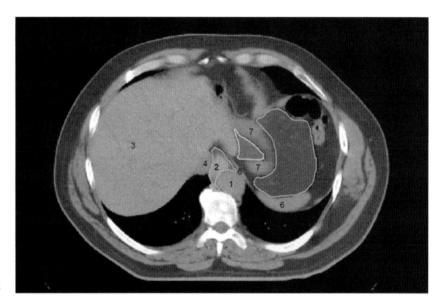

图 8.8

图 8.7, 8.8

▦ 胃小弯淋巴结（3 组）和胃左动脉淋巴结（7 组）

▦ 胃大弯淋巴结（4 组）

▦ 食管裂孔淋巴结（20 组）、下胸食管旁淋巴结（110 组）、膈上淋巴结（111 组）和后纵隔淋巴结（112 组）

1 – 降主动脉

2 – 食管

3 – 肝脏

4 – 下腔静脉

5 – 左膈脚

6 – 脾脏

7 – 胃

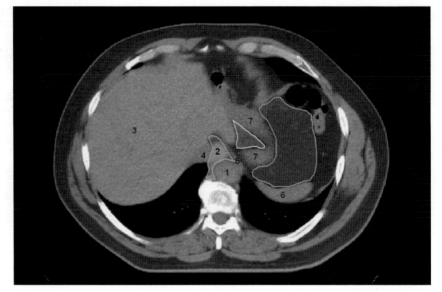

图 8.9

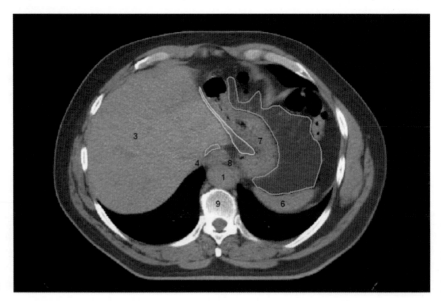

图 8.10

图 8.9,8.10

■ 贲门右淋巴结(1组)

■ 贲门左淋巴结(2组)

▪ 胃小弯淋巴结(3组)和胃左动脉淋巴结(7组)

■ 胃大弯淋巴结(4组)

■ 食管裂孔淋巴结(20组)、下胸食管旁淋巴结(110组)、膈上淋巴结(111组)和后纵隔淋巴结(112组)

1 – 降主动脉

2 – 食管

3 – 肝脏

4 – 下腔静脉

5 – 左膈脚

6 – 脾脏

7 – 胃

8 – 贲门

9 – 第10胸椎

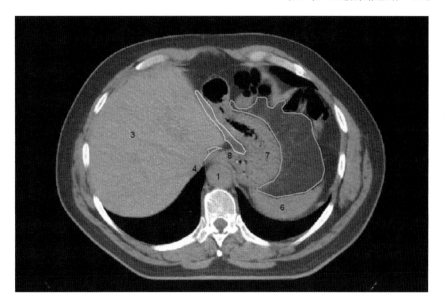

图 8.11

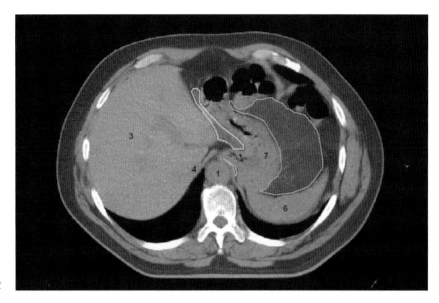

图 8.12

图 8.11，8.12

▨ 贲门右淋巴结（1组）

▨ 贲门左淋巴结（2组）

▨ 胃小弯淋巴结（3组）和胃左动脉
淋巴结（7组）

▨ 胃大弯淋巴结（4组）

1 – 降主动脉

3 – 肝脏

4 – 下腔静脉

6 – 脾脏

7 – 胃

8 – 贲门

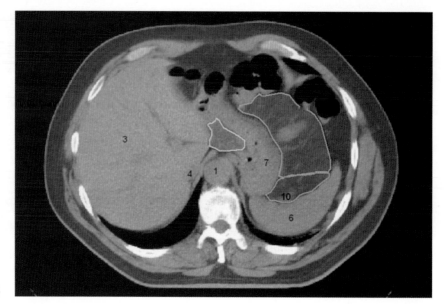

图 8.13

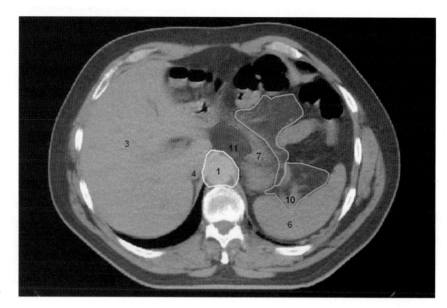

图 8.14

图 8.13, 8.14

▨ 胃小弯淋巴结(3组)和胃左动脉淋
　巴结(7组)

▨ 胃大弯淋巴结(4组)

▨ 肝总动脉淋巴结(8组)和肝十二指
　肠韧带淋巴结(12组)

▨ 腹腔动脉周围淋巴结(9组)

▨ 脾门淋巴结(10组)

▨ 腹主动脉旁淋巴结(16组)

1 – 降主动脉

3 – 肝脏

4 – 下腔静脉

6 – 脾脏

7 – 胃

10 – 脾门血管

11 – 腹腔干

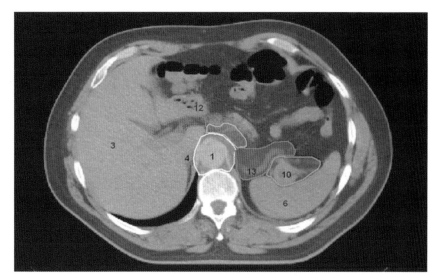

图 8.15

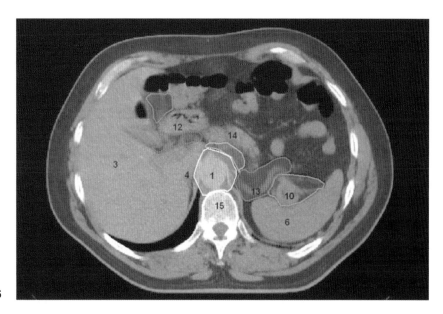

图 8.16

图 8.15, 8.16

▦ 幽门上淋巴结（5 组）

▦ 肝总动脉淋巴结（8 组）和肝十二指
　肠韧带淋巴结（12 组）

▦ 脾门淋巴结（10 组）

▦ 脾动脉淋巴结（11 组）

▦ 腹主动脉旁淋巴结（16 组）

▦ 胰下淋巴结（18 组）

1 – 降主动脉

3 – 肝脏

4 – 下腔静脉

6 – 脾脏

10 – 脾门血管

12 – 胃幽门部

13 – 脾动脉

14 – 胰腺

15 – 第 11 胸椎

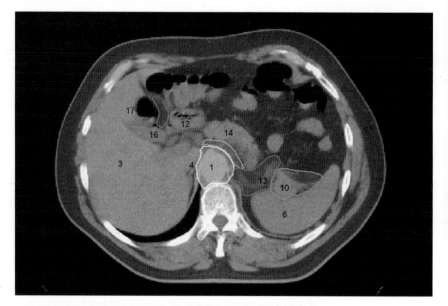

图 8.17

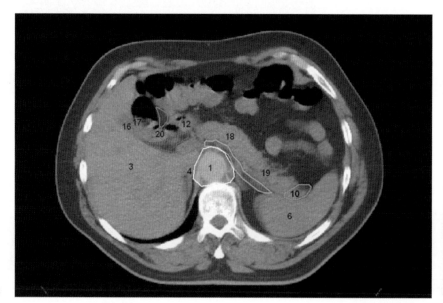

图 8.18

图 8.17,8.18

▬ 幽门上淋巴结(5 组)	1 - 降主动脉	14 - 胰腺
▬ 肝总动脉淋巴结(8 组)和肝十	3 - 肝脏	16 - 胆囊
二指肠韧带淋巴结(12 组)	4 - 下腔静脉	17 - 升结肠肝曲
▬ 脾门淋巴结(10 组)	6 - 脾脏	18 - 胰体
▬ 脾动脉淋巴结(11 组)	10 - 脾门血管	19 - 胰尾
▬ 腹主动脉旁淋巴结(16 组)	12 - 胃幽门部	20 - 十二指肠
▬ 胰下淋巴结(18 组)	13 - 脾动脉	

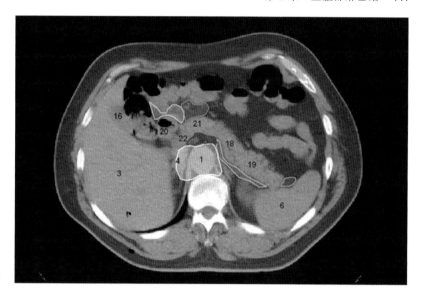

图 8.19

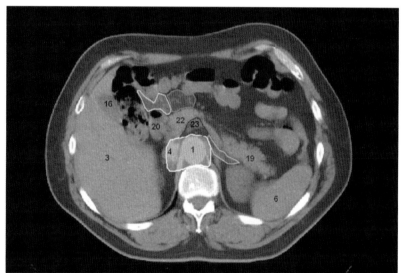

图 8.20

图 8.19,8.20

幽门下淋巴结(6 组)
脾门淋巴结(10 组)
肠系膜上血管旁淋巴结(14 组)
腹主动脉旁淋巴结(16 组)
胰前淋巴结(17 组)
胰下淋巴结(18 组)

1 – 降主动脉
3 – 肝脏
4 – 下腔静脉
6 – 脾脏
16 – 胆囊
18 – 胰体
19 – 胰尾
20 – 十二指肠
21 – 胰颈
22 – 胰头
23 – 肠系膜上动脉

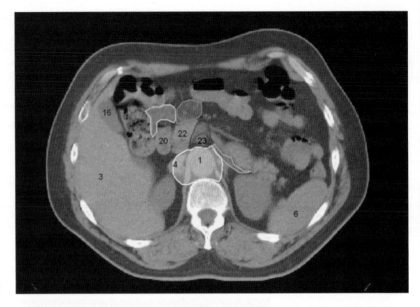

图 8.21

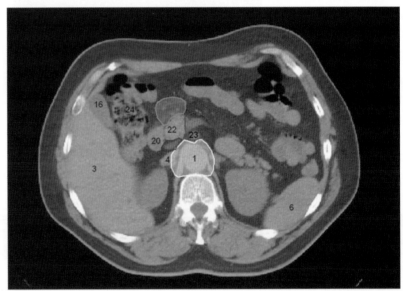

图 8.22

图 8.21，8.22

图例	名称	编号	名称

- 幽门下淋巴结（6组）
- 胰后淋巴结（13组）
- 肠系膜上血管旁淋巴结（14组）
- 腹主动脉旁淋巴结（16组）
- 胰前淋巴结（17组）
- 胰下淋巴结（18组）

1 – 降主动脉
3 – 肝脏
4 – 下腔静脉
6 – 脾脏
16 – 胆囊
20 – 十二指肠
22 – 胰头
23 – 肠系膜上动脉
24 – 升结肠

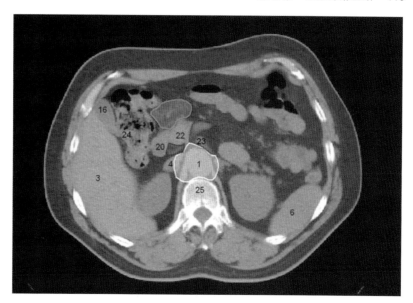

图 8.23

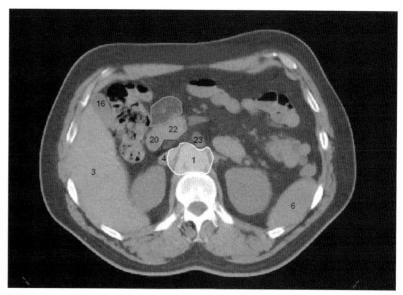

图 8.24

图 8.23，8.24

- ▰ 胰后淋巴结（13 组）
- ▰ 肠系膜上血管旁淋巴结（14 组）
- ▰ 腹主动脉旁淋巴结（16 组）
- ▰ 胰前淋巴结（17 组）

1 – 降主动脉

3 – 肝脏

4 – 下腔静脉

6 – 脾脏

16 – 胆囊

20 – 十二指肠

22 – 胰头

23 – 肠系膜上动脉

24 – 升结肠

25 – 第 12 胸椎

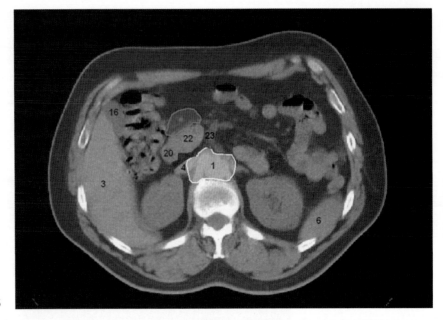

图 8.25

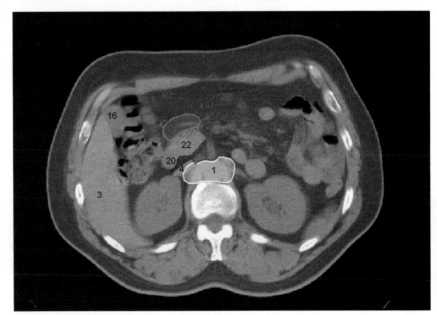

图 8.26

图 8.25,8.26

■　胰后淋巴结(13 组)

■　肠系膜上血管旁淋巴结(14 组)

■　腹主动脉旁淋巴结(16 组)

■　胰前淋巴结(17 组)

1 – 降主动脉

3 – 肝脏

4 – 下腔静脉

6 – 脾脏

16 – 胆囊

20 – 十二指肠

22 – 胰头

23 – 肠系膜上动脉

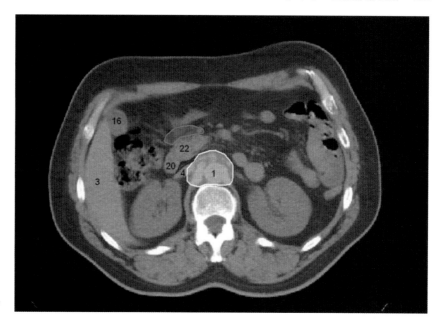

图 8.27

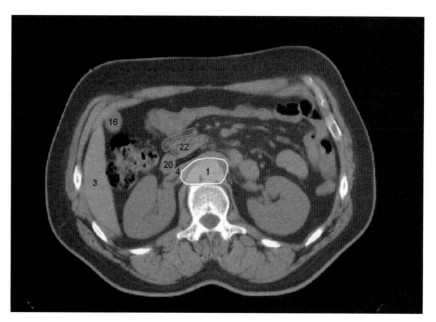

图 8.28

图 8.27，8.28

■ 胰后淋巴结（13 组）

■ 腹主动脉旁淋巴结（16 组）

■ 胰前淋巴结（17 组）

1 – 降主动脉

3 – 肝脏

4 – 下腔静脉

16 – 胆囊

20 – 十二指肠

22 – 胰头

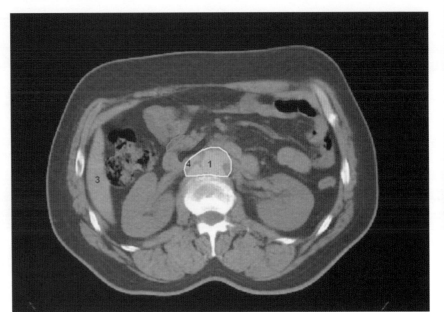

图 8.29

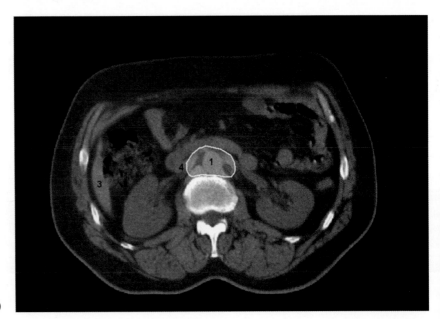

图 8.30

图 8.29,8.30

■	胰后淋巴结（13 组）	1 – 降主动脉
▨	腹主动脉旁淋巴结（16 组）	3 – 肝脏
■	胰前淋巴结（17 组）	4 – 下腔静脉

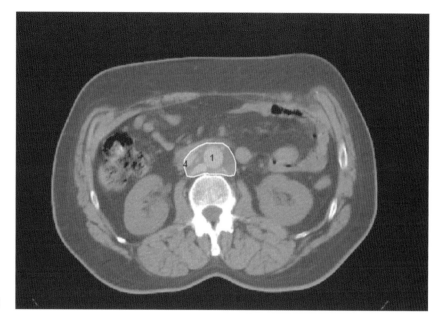

图 8.31

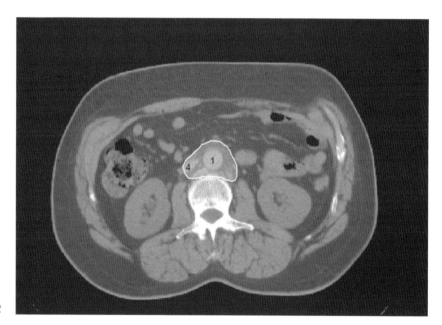

图 8.32

图 8.31,8.32

▦ 腹主动脉旁淋巴结(16 组)

1 – 降主动脉

4 – 下腔静脉

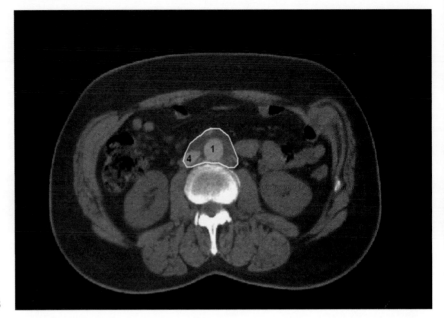

图 8.33

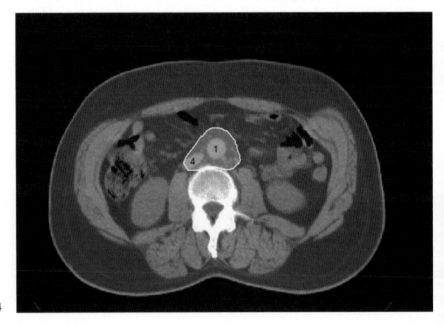

图 8.34

图 8.33, 8.34

▨▨▨ 腹主动脉旁淋巴结(16 组)

1 – 降主动脉

4 – 下腔静脉

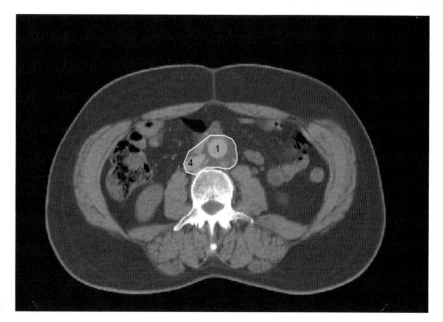

图 8.35

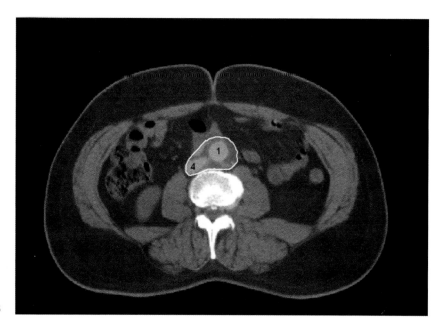

图 8.36

图 8.35,8.36

▦ 腹主动脉旁淋巴结(16 组)

1 - 降主动脉

4 - 下腔静脉

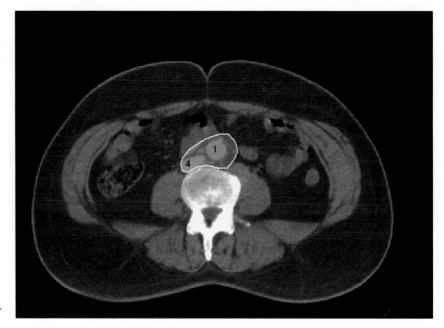

图 8.37

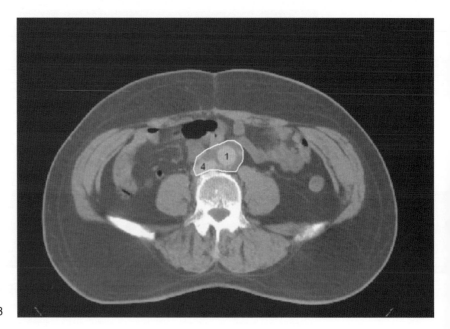

图 8.38

图 8.37,8.38

▦　腹主动脉旁淋巴结(16 组)

1 – 降主动脉

4 – 下腔静脉

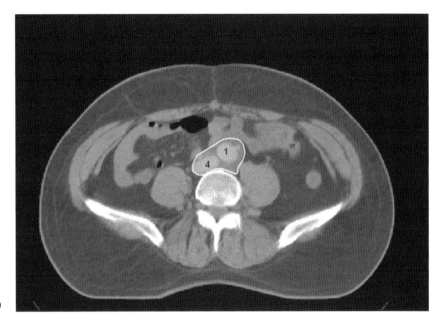

图 8.39

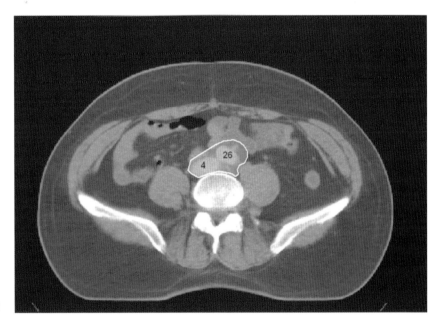

图 8.40

图 8.39，8.40

▦　腹主动脉旁淋巴结（16 组）

1 – 降主动脉
4 – 下腔静脉
26 – 腹主动脉分叉

第 9 章

盆腔区域淋巴结 *

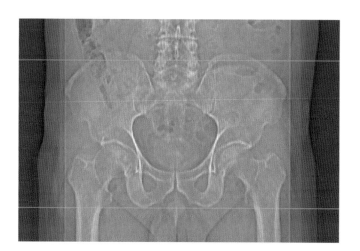

盆腔定位像

* 本章由 Antonietta Augurio, Nicola Filippo Basilico, Antonella Filippone 和 Pietro Sanpaolo 撰写。

淋巴结	解剖边界					
	上界	下界	内界	外界	前界	后界
髂总淋巴结	腹主动脉分叉（L4 下缘）	髂总血管分叉（L5 下缘，骶骨翼上缘）	疏松结缔组织	腰大肌	髂总血管前疏松结缔组织	L5 椎体
髂内淋巴结	髂总血管分叉（L5 下缘）	股骨头上缘及尾骨上缘平面	疏松结缔组织	梨状肌	髂外淋巴结后界及疏松结缔组织	疏松结缔组织
髂外淋巴结	髂总血管分叉（L5 下缘）	股动脉	疏松结缔组织	髂腰肌	疏松结缔组织	髂内淋巴结前界及疏松结缔组织
闭孔淋巴结	髋臼平面	股骨颈上缘、股骨小转子	疏松结缔组织	闭孔内肌（盆腔部分）	疏松结缔组织	疏松结缔组织
骶前淋巴结	L5-S1 椎间盘（骶岬）	第 1 尾椎上缘	–	梨状肌	疏松结缔组织	骶骨前缘
腹股沟淋巴结	股骨颈上缘	股动脉分深浅支	耻骨肌	浅组：脂肪、疏松结缔组织组织和缝匠肌。深组：股血管	皮下脂肪组织	内收肌

解剖参考点

1 – 右髂总静脉

2 – 右髂总动脉

3 – 左髂总静脉

4 – 左髂总动脉

5 – 腰肌

6 – 右髂总动脉分叉

7 – 左髂总动脉分叉

8 – 右髂外、内静脉汇合部

9 – 左髂内动脉

10 – 左髂外动脉

11 – 右髂外静脉

12 – 右髂内静脉

13 – 右髂外动脉

14 – 右髂内动脉

15 – 髂肌

16 – 左髂外、内静脉汇合部

17 – 左髂外静脉

18 – 左髂内静脉

19 – 髂腰肌

20 – 梨状肌

21 – 闭孔内肌

22 – 缝匠肌

23 – 右股静脉

24 – 右股动脉

25 – 左股静脉

26 – 左股动脉

27 – 耻骨肌

28 – 右股深动脉

29 – 左股深动脉

30 – 大隐静脉

31 – 肛缘

颜色图标

▨ 髂总淋巴结

▨ 髂内淋巴结

▨ 髂外淋巴结

▨ 骶前淋巴结

▨ 闭孔淋巴结

▨ 腹股沟淋巴结

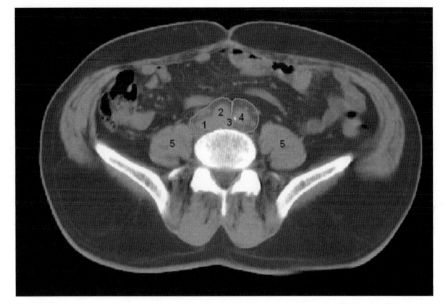

图 9.1

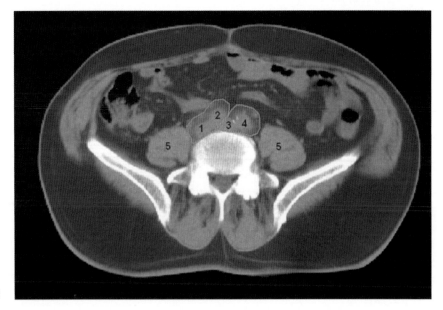

图 9.2

图 9.1,9.2

▬ 髂总淋巴结

1 – 右髂总静脉

2 – 右髂总动脉

3 – 左髂总静脉

4 – 左髂总动脉

5 – 腰肌

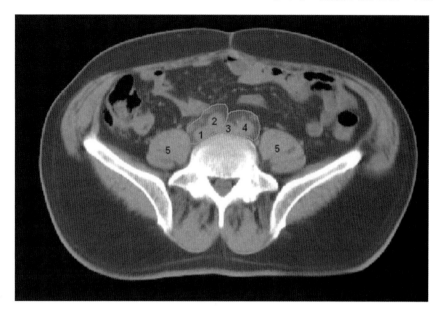

图 9.3

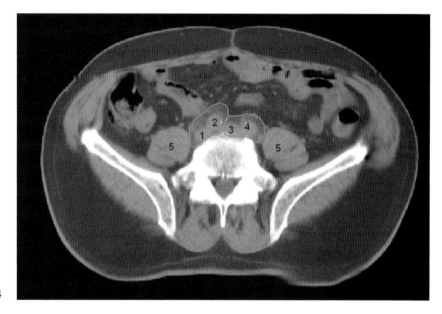

图 9.4

图 9.3，9.4

▦　髂总淋巴结

1 – 右髂总静脉

2 – 右髂总动脉

3 – 左髂总静脉

4 – 左髂总动脉

5 – 腰肌

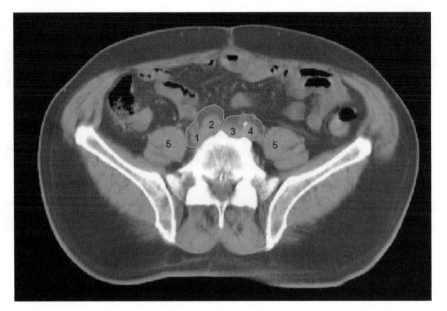

图 9.5

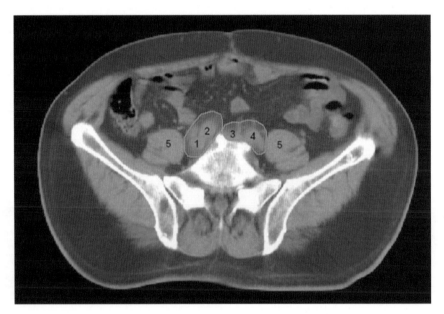

图 9.6

图 9.5，9.6

▬ 髂总淋巴结

1 – 右髂总静脉

2 – 右髂总动脉

3 – 左髂总静脉

4 – 左髂总动脉

5 – 腰肌

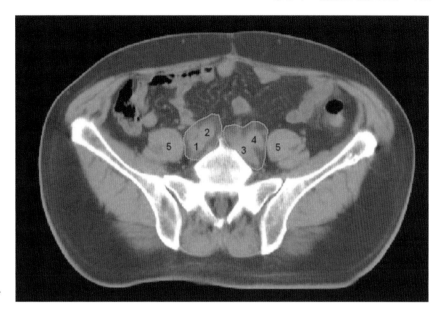

图 9.7

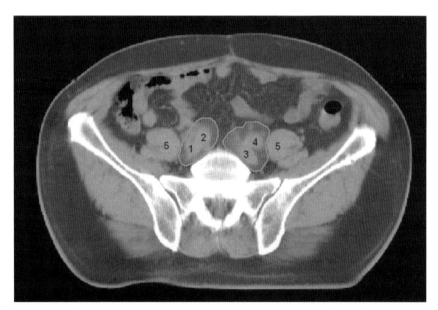

图 9.8

图 9.7,9.8

▦ 髂总淋巴结

1 – 右髂总静脉

2 – 右髂总动脉

3 – 左髂总静脉

4 – 左髂总动脉

5 – 腰肌

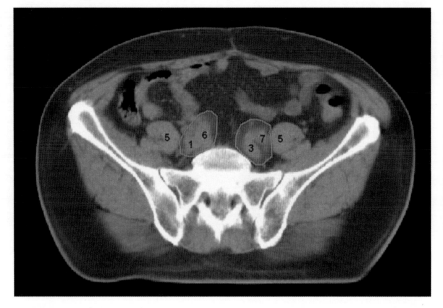

图 9.9

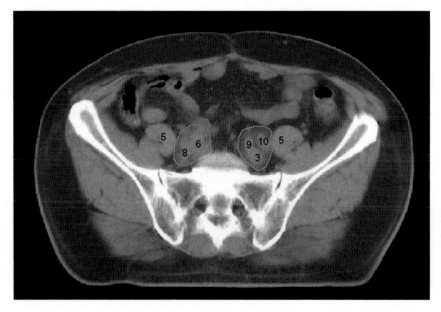

图 9.10

1 – 右髂总静脉

3 – 左髂总静脉

5 – 腰肌

6 – 右髂总动脉分叉

7 – 左髂总动脉分叉

8 – 右髂外、内静脉汇合部

9 – 左髂内动脉

10 – 左髂外动脉

图 9.9，9.10

▦ 髂总淋巴结

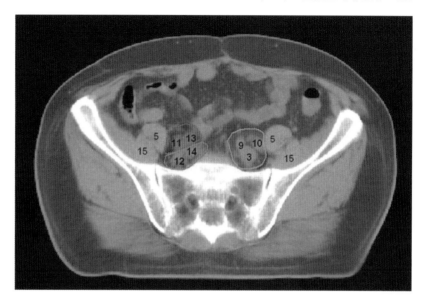

图 9.11

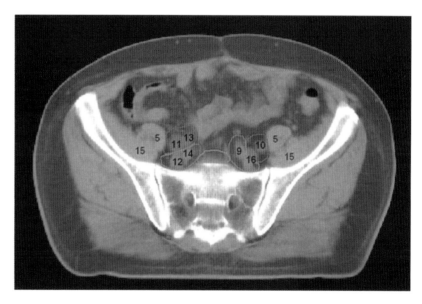

图 9.12

3 – 左髂总静脉

5 – 腰肌

9 – 左髂内动脉

10 – 左髂外动脉

11 – 右髂外静脉

12 – 右髂内静脉

13 – 右髂外动脉

14 – 右髂内动脉

15 – 髂肌

16 – 左髂外、内静脉汇合部

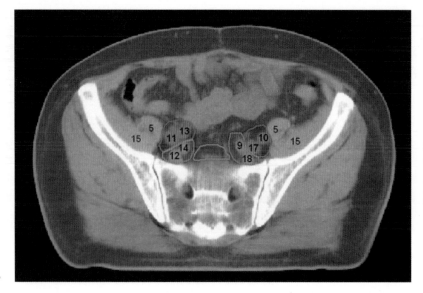

图 9.13

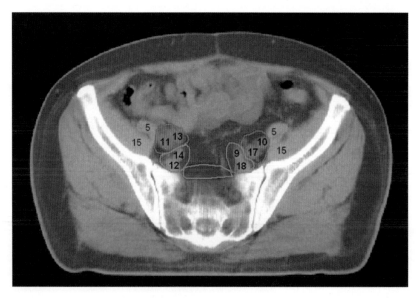

图 9.14

5 – 腰肌

9 – 左髂内动脉

10 – 左髂外动脉

11 – 右髂外静脉

12 – 右髂内静脉

13 – 右髂外动脉

14 – 右髂内动脉

15 – 髂肌

17 – 左髂外静脉

18 – 左髂内静脉

图 9.13,9.14

▦ 髂内淋巴结

▦ 髂外淋巴结

▦ 骶前淋巴结

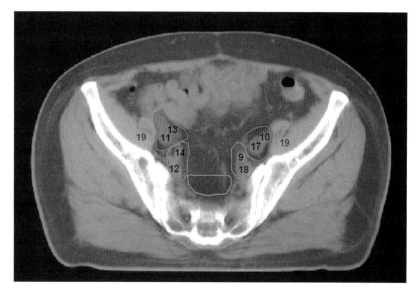

图 9.15

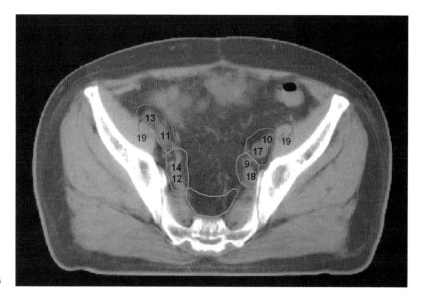

图 9.16

9 – 左髂内动脉

10 – 左髂外动脉

11 – 右髂外静脉

12 – 右髂内静脉

13 – 右髂外动脉

图 9.15,9.16

14 – 右髂内动脉

▦ 髂内淋巴结

17 – 左髂外静脉

▦ 髂外淋巴结

18 – 左髂内静脉

▦ 骶前淋巴结

19 – 髂腰肌

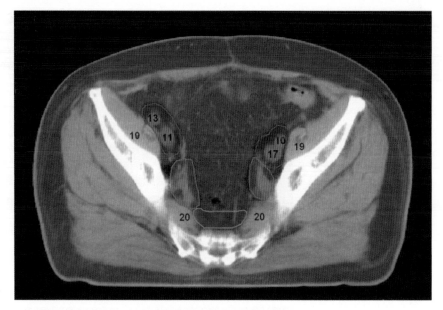

图 9.17

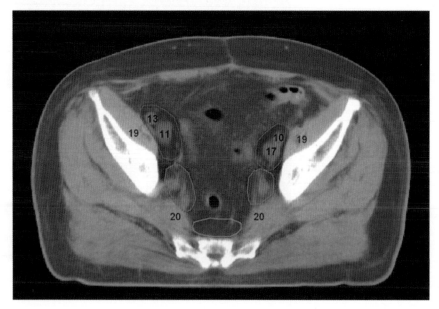

图 9.18

图 9.17,9.18

▬ 髂内淋巴结

▬ 髂外淋巴结

▬ 骶前淋巴结

10 – 左髂外动脉

11 – 右髂外静脉

13 – 右髂外动脉

17 – 左髂外静脉

19 – 髂腰肌

20 – 梨状肌

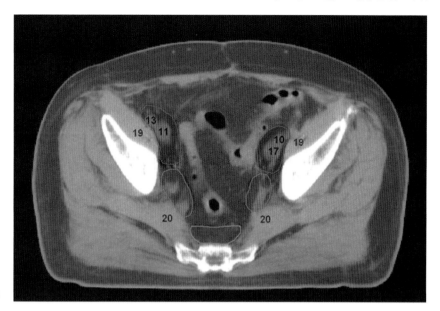

图 9.19

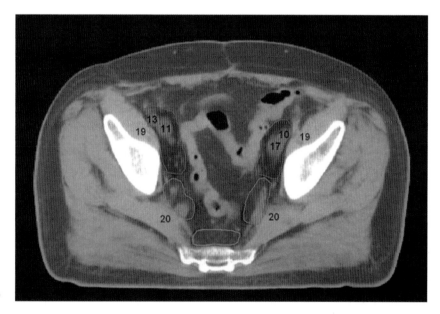

图 9.20

图 9.19,9.20
▦ 髂内淋巴结
▦ 髂外淋巴结
▦ 骶前淋巴结

10 – 左髂外动脉
11 – 右髂外静脉
13 – 右髂外动脉
17 – 左髂外静脉
19 – 髂腰肌
20 – 梨状肌

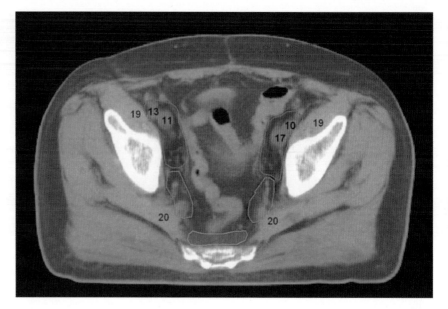

图 9.21

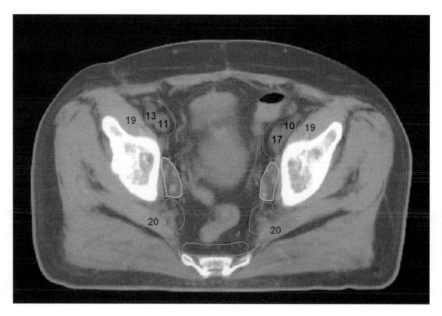

图 9.22

图 9.21, 9.22

▬ 髂内淋巴结
▬ 髂外淋巴结
▬ 骶前淋巴结
▬ 闭孔淋巴结

10 – 左髂外动脉
11 – 右髂外静脉
13 – 右髂外动脉
17 – 左髂外静脉
19 – 髂腰肌
20 – 梨状肌

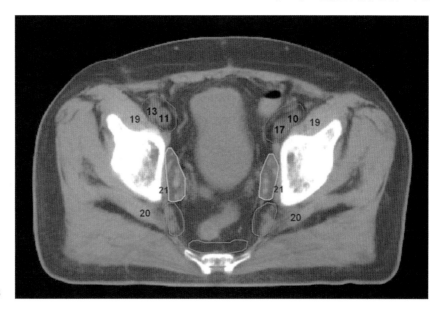

图 9.23

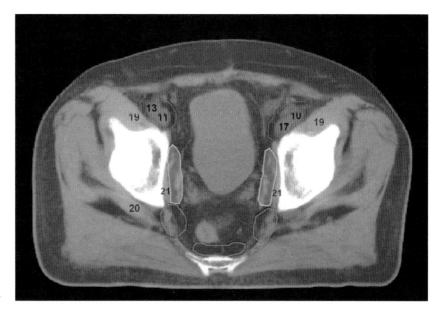

图 9.24

图 9.23, 9.24

▓▓ 髂内淋巴结
▓▓ 髂外淋巴结
▓▓ 骶前淋巴结
▓▓ 闭孔淋巴结

10 - 左髂外动脉
11 - 右髂外静脉
13 - 右髂外动脉
17 - 左髂外静脉
19 - 髂腰肌
20 - 梨状肌
21 - 闭孔内肌

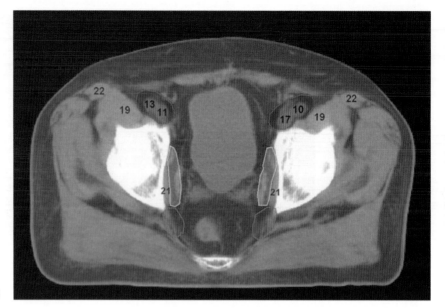

图 9.25

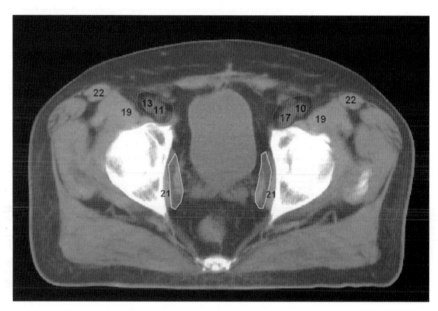

图 9.26

图 9.25,9.26

▦ 髂内淋巴结
▦ 髂外淋巴结
▦ 闭孔淋巴结

10 – 左髂外动脉
11 – 右髂外静脉
13 – 右髂外动脉
17 – 左髂外静脉
19 – 髂腰肌
21 – 闭孔内肌
22 – 缝匠肌

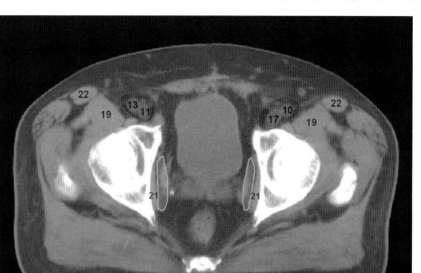

图 9.27

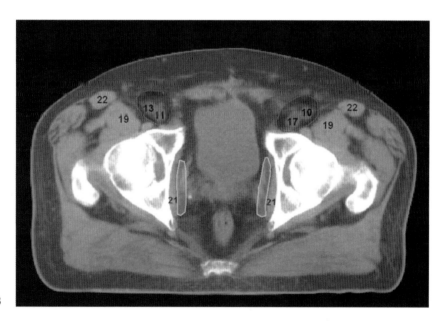

图 9.28

图 9.27,9.28

▮ 髂外淋巴结

▦ 闭孔淋巴结

10 – 左髂外动脉

11 – 右髂外静脉

13 – 右髂外动脉

17 – 左髂外静脉

19 – 髂腰肌

21 – 闭孔内肌

22 – 缝匠肌

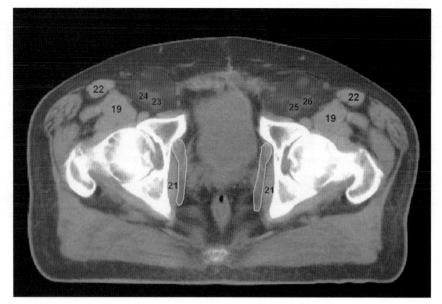

图 9.29

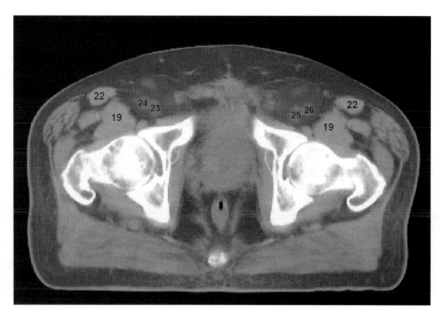

图 9.30

图 9.29,9.30

▨ 闭孔淋巴结

▩ 腹股沟淋巴结

19 – 髂腰肌

21 – 闭孔内肌

22 – 缝匠肌

23 – 右股静脉

24 – 右股动脉

25 – 左股静脉

26 – 左股动脉

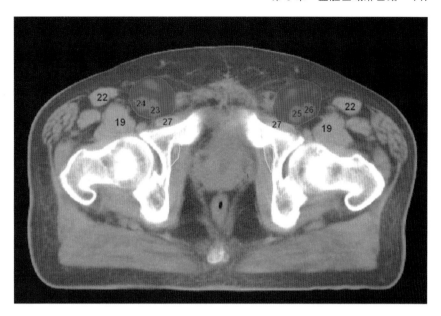

图 9.31

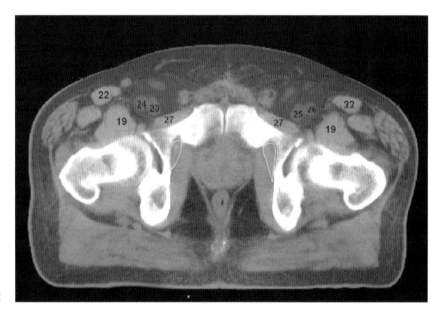

图 9.32

图 9.31, 9.32

▓ 闭孔淋巴结

▓ 腹股沟淋巴结

19 – 髂腰肌

22 – 缝匠肌

23 – 右股静脉

24 – 右股动脉

25 – 左股静脉

26 – 左股动脉

27 – 耻骨肌

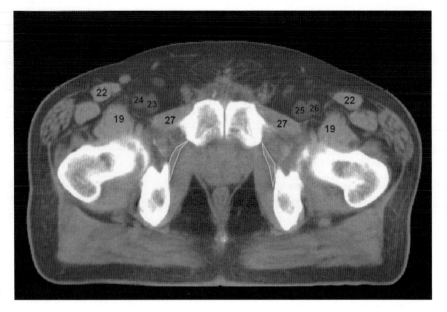

图 9.33

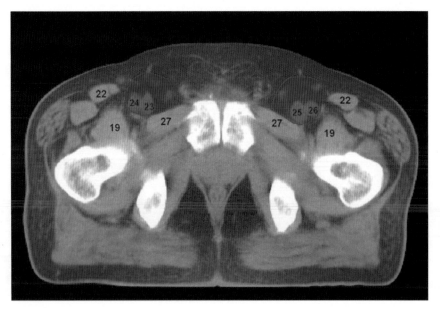

图 9.34

图 9.33,9.34

▥ 闭孔淋巴结

▬ 腹股沟淋巴结

19 – 髂腰肌

22 – 缝匠肌

23 – 右股静脉

24 – 右股动脉

25 – 左股静脉

26 – 左股动脉

27 – 耻骨肌

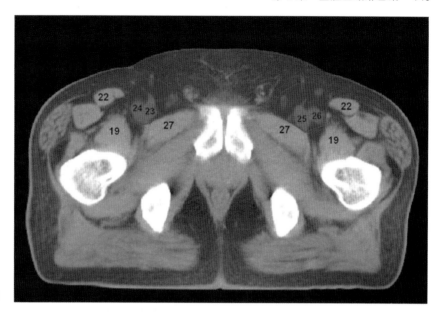

图 9.35

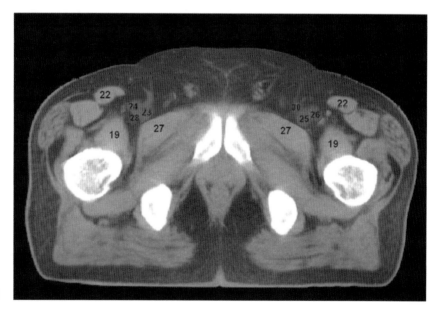

图 9.36

19 – 髂腰肌

22 – 缝匠肌

23 – 右股静脉

24 – 右股动脉

25 – 左股静脉

26 – 左股动脉

27 – 耻骨肌

28 – 右股深动脉

30 – 大隐静脉

图 9.35,9.36

▬ 腹股沟淋巴结

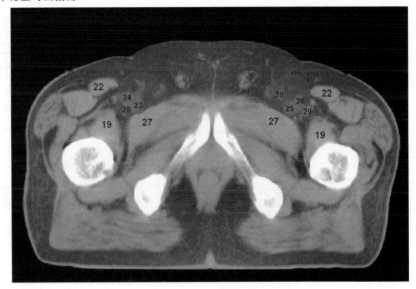

图 9.37

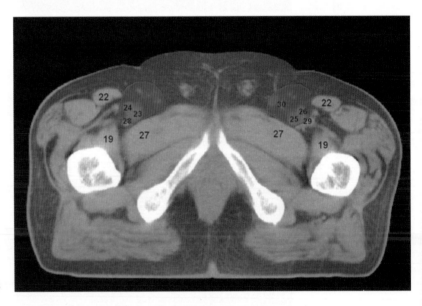

图 9.38

19 – 髂腰肌

22 – 缝匠肌

23 – 右股静脉

24 – 右股动脉

25 – 左股静脉

26 – 左股动脉

27 – 耻骨肌

28 – 右股深动脉

29 – 左股深动脉

30 – 大隐静脉

图 9.37, 9.38

■ 腹股沟淋巴结

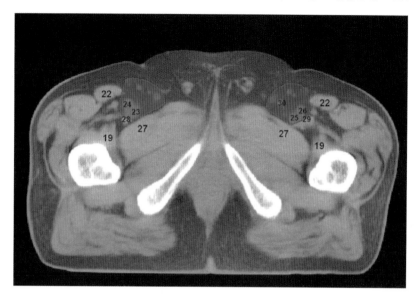

图 9.39

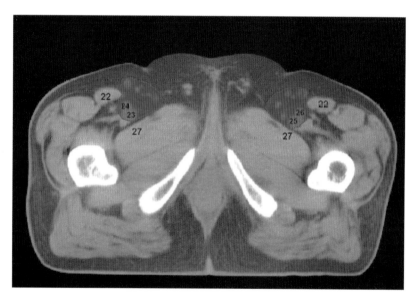

图 9.40

图 9.39，9.40

▰　腹股沟淋巴结

19 – 髂腰肌

22 – 缝匠肌

23 – 右股静脉

24 – 右股动脉

25 – 左股静脉

26 – 左股动脉

27 – 耻骨肌

28 – 右股深动脉

29 – 左股深动脉

30 – 大隐静脉

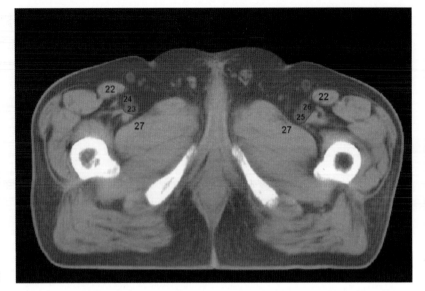

图 9.41

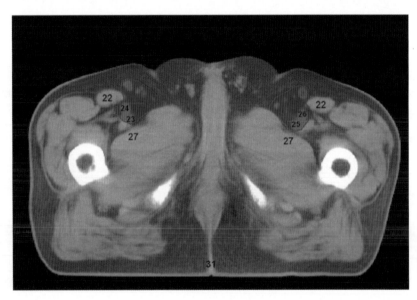

图 9.42

22 – 缝匠肌

23 – 右股静脉

24 – 右股动脉

25 – 左股静脉

26 – 左股动脉

图 9.41,9.42

27 – 耻骨肌

■ 腹股沟淋巴结

31 – 肛缘

（崔剑雄 张石川 祝淑钗 龙江 译 崔剑雄 校）

第 **10** 章

数字重建影像

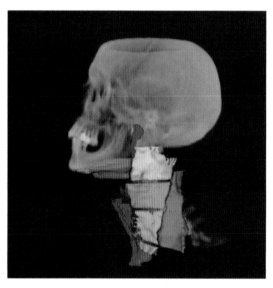
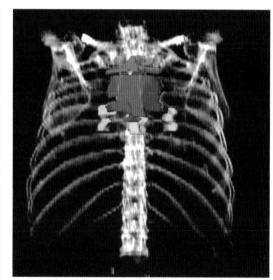
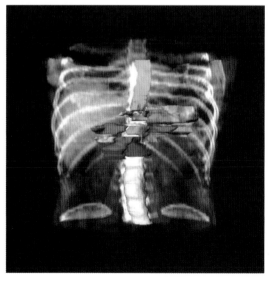
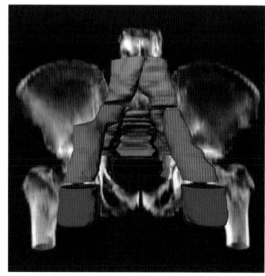

参考文献

1. Testut L, Latarjet A (1972) Trattato di anatomia umana, 5th edn. UTET, Torino
2. Rouvière H (1938) Lymphatic system of the head and neck. Tobias MJ (translator). Edwards, Ann Arbor
3. Rouvière H (1967) Anatomie humaine, descriptive et topographique. Masson, Paris
4. Park JM, Charnsangavej C, Yoshimitsu K, Herron DH, Robinson TJ, Wallace S (1994) Pathways of nodal metastasis from pelvic tumours: CT demonstration. Radiographics 14:1309–1321
5. Pannu HK, Corl FM, Fishman EK (2001) CT evaluation of cervical cancer: spectrum of disease. Radiographics 21:1155–1168
6. Gregoire V, Scalliet P, Ang KK (eds) (2004) Clinical target volumes in conformal and intensity modulated radiation therapy. A clinical guide to cancer treatment. Springer, Berlin
7. International Commission of Radiation Units and Measurements (1993) Prescribing, recording and reporting photon beam therapy. ICRU report 50. ICRU, Bethesda
8. International Commission of Radiation Units and Measurements (1999) Prescribing, recording and reporting photon beam therapy (supplement to ICRU report 50). ICRU report 62, ICRU, Bethesda
9. Trotter H (1930) The surgical anatomy of the lymphatics of the head and neck. Ann Otol Rhinol Laryngol 39:384–397
10. Poirer P, Charpy A (1909) Traité d'anatomie humaine, vol 2, 2nd edn. Paris
11. Mancuso AA, Harnsberger HR, Muraki AS, Stevens MH (1983) Computed tomography of cervical and retropharyngeal lymph nodes: normal anatomy, variants of normal, and application in staging head and neck cancer, part II: pathology. Radiology 148:715–723
12. Spiro RH (1985) The management of neck nodes in head and neck cancer: a surgeon's view. Bull N Y Acad Med 61:629–637
13. Medina JE (1989) A rational classification of neck dissections. Otolaryngol Head Neck Surg 100:169–176
14. Beahrs OH, Henson DE, Hutter RVP, Meyers MII (eds) (1988) American Joint Committee on Cancer. Manual for staging cancer, 3rd edn. Lippincott, Philadelphia
15. Shah JP, Strong E, Spiro RH, Vikram B (1981) Surgical grand rounds. Neck dissection: current status and future possibilities. Clin Bull 11:25–33
16. Robbins KT, Medina JE, Wolfe GT, Levine PA, Sessions RB, Pruet CW (1991) Standardizing neck dissection terminology. Official report of the Academy's Committee for Head and Neck Surgery and Oncology. Arch Otolaryngol Head Neck Surg 117:601–605
17. Hermanek P, Henson DE, Hutter RVP, Sobin LH (eds) (1993) International Union Against Cancer (UICC): TNM supplement 1993. A commentary on uniform use. Springer, Berlin, pp 19–228
18. Spiessl B, Beahrs OH, Hermanek P et al (1992) TNM atlas. Illustrated guide to the TNM/pTNM classification of malignant tumours, 3rd edn, 2nd revision. Springer, Berlin, pp 4–5
19. American Joint Committee on Cancer (1997) AJCC cancer staging manual, 5th edn. Lippincott-Raven, Philadelphia

20. Robbins KT (1998) Classification of neck dissection: current concepts and future considerations. Otolaryngol Clin North Am 31:639–655

21. Robbins KT (1999) Integrating radiological criteria into the classification of cervical lymph node disease. Arch Otolaryngol Head Neck Surg 125:385–387

22. Robbins KT, Clayman G, Levine PA et al (2002) Neck dissection classification update: revisions proposed by the American Head and Neck Society and the American Academy of Otolaryngology-Head and Neck Surgery. Arch Otolaryngol Head Neck Surg 128:751–758

23. Robbins KT, Atkinson JLD, Byers RM, Cohen JI, Lavertu P, Pellitteri P (2001) The use and misuse of neck dissection for head and neck cancer. J Am Coll Surg 193:91–102

24. Hamoir M, Desuter G, Gregoire V, Reychler H, Rombaux P, Lengele B (2002) A proposal for redefining the boundaries of level V in the neck: is dissection of the apex of level V necessary in mucosal squamous cell carcinoma of the head and neck? Arch Otolaryngol Head Neck Surg 128:1381–1383

25. Suen JY, Goepfert H (1987) Standardization of neck dissection nomenclature. Head Neck Surg 10:75–77

26. Gregoire V, Coche E, Cosnard G, Hamoir M, Reychler H (2000) Selection and delineation of lymph node target volumes in head and neck conformal radiotherapy. Proposal for standardizing terminology and procedure based on the surgical experience. Radiother Oncol 56:135–150

27. Byers RM, Weber RS, Andrews T, McGill D, Kare R, Wolf P (1997) Frequency and therapeutic implications of "skip metastases" in the neck from squamous carcinoma of the oral tongue. Head Neck 19:14–19

28. Naruke T, Suemasu K, Ishikawa S (1976) Surgical treatment for lung cancer with metastasis to mediastinal lymph nodes. J Thoracic Cardiovasc Surg 71:279–285

29. Naruke T, Suemasu K, Ishikawa S (1978) Lymph node mapping and curability of various levels of metastases in resected lung cancer. J Thorac Cardiovasc Surg 76:832–839

30. Naruke T (1993) Significance of lymph node metastases in lung cancer. Semin Thorac Cardiovasc Surg 5:210–218

31. Beahrs OH, Hensen DE, Hutter RV, Kennedy BJ (eds) (1992) American Joint Committee on Cancer (AJCC). Lung. Manual for staging of cancer, vol 4. Lippincott, Philadelphia, pp 115–122

32. American Thoracic Society (1983) Medical section of the American Lung Association. Clinical staging of primary lung cancer. Am Rev Respir Dis 127:659–664

33. Glazer GM, Gross BH, Quint LE, Francis IR, Bookstein FL, Orringer MB. Normal mediastinal lymph nodes: number and size according to American Thoracic Society mapping. AJR Am J Roentgenol 144:261–265

34. McLoud TC, Bourguin PM, Greenberg RW et al (1992) Bronchogenic carcinoma: analysis of staging in the mediastinum with CT by correlative lymph node mapping and sampling. Radiology 182:319–323

35. Scott WJ, Gobar LS, Terry JD, Dewan NA, Sunderland JJ (1996) Mediastinal lymph node staging of non-small cell lung cancer: a prospective comparison of computed tomography and positron emission tomography. J Thorac Cardiovasc Surg 111:642–648

36. Murray JG, Breatnach E (1993) The American Thoracic Society lymph node map: a CT demonstration. Eur J Radiol 17:61–68

37. The Japan Lung Cancer Society (2000) Classification of lung cancer, 1st English edn. Kanehara, Tokyo

38. American Joint Committee on Cancer (1979) Task force on lung staging of lung cancer 1979. American Joint Committee on Cancer, Chicago, p 23

39. Mountain CF (1997) Revision in the international system for staging lung cancer. Chest 111:1710–1717

40. Mountain CF, Dresler CM (1997) Regional lymph node classification for lung cancer staging. Chest 111:1718–1723

41. Japanese Society for Esophageal Disease (1976) Guidelines for the clinical and pathologic studies for carcinoma of the esophagus, part I: clinical classification. Surg Today 6:79–86

42. Bumm R, Wong J (1994) More or less surgery for esophageal cancer: extent of lymphadenectomy in esophagectomy for squamous cell esophageal carcinoma: how much is necessary? Dis Esophag 7:151–155

43. Mardiros Herbella FA, Del Grande JC, Colleoni R (2003) Anatomical analysis of the mediastinal lymph nodes of normal Brazilian subjects according to the classification of the Japanese Society for Disease of the Esophagus. Surg Today 33:249–253

44. Akiyama H (1990) Surgery for cancer of the esophagus. Williams and Wilkins, Baltimore

45. Casson AG (1994) Lymph node mapping of esophageal cancer. Ann Thorac Surg 58:1569–1570

46. Japanese Research Society for Gastric Cancer (1995) Japanese classification of gastric carcinoma, 1st English edn. Kanehara, Tokyo

47. Japanese Research Society for Gastric Cancer (1993) The general rules for gastric cancer study, 12th edn (in Japanese). Kanehara, Tokyo

48. Japanese Gastric Cancer Association (1998) Japanese classification of gastric carcinoma, 13th edn (in Japanese). Kanehara, Tokyo

49. Japanese Gastric Cancer Association (1998) Japanese classification of gastric carcinoma, 2nd English edn. Gastric Cancer 1:10–24

50. Aiko T, Sasako M, for the General Rules Committee of the Japanese Gastric Cancer Association (1998) The new Japanese classification of gastric carcinoma: points to be revised. Gastric Cancer 1:25–30

51. Japan Pancreas Society (1980) General rules for surgical and pathological studies on cancer of pancreas (in Japanese). Kanehara, Tokyo

52. Liver Cancer Study Group of Japan (1989) The general rules for the clinical and pathological study of primary liver cancer. Jap J Surg 19:98–129

53. Japan Pancreas Society (1982) General rules for surgical and pathological studies on cancer of pancreas, 2nd edn (in Japanese). Kanehara, Tokyo

54. Japan Pancreas Society (1986) General rules for surgical and pathological studies on cancer of pancreas, 3rd edn (in Japanese). Kanehara, Tokyo

55. Japan Pancreas Society (1993) General rules for surgical and pathological studies on cancer of pancreas, 4th edn (in Japanese). Kanehara, Tokyo

56. Japan Pancreas Society (1996) Classification of pancreatic carcinoma, 1st English edn. Kanehara, Tokyo

57. Sobin LH, Wittekind C (eds) (1997) TNM classification of malignant tumours: International Union Against Cancer, 5th edn. Wiley, New York

58. Kawarada Y (2003) New classification of pancreatic carcinoma. Japan Pancreas Society Nippon Shokakibyo Gakkai Zasshi 100:974–980

59. Kawarada Y (2006) JPS, 5th edn. Classification of pancreatic cancer and JPS classification versus UICC classification. Nippon Rinsho 64 (suppl 1):81–86

60. Kawarada Y, Yamagiwa K, Isaji S, Mizu-moto R (1994) The prevalence of pancreatic cancer lymph node metastasis in Japan and pancreatic staging categories. Int J Pancreatol 16:101–104

61. Pedrazzoli S, Beger HG, Obertop H et al (1999) A surgical and pathological based classification of resective treatment of pancreatic cancer. Summary of an international workshop on surgical procedures in pancreatic cancer. Dig Surg 16:337–345

62. Reiffenstuhl G (1964) The lymphatics of the female genital organs. Lippincott, Philadelphia

63. Plentl AA, Friedman EA (1971) Lymphatic system of the female genitalia. Saunders, Philadelphia

64. Mangan C, Rubin S, Rabin D, Mikuta JJ (1986) Lymph node nomenclature in gynecologic oncology. Gynecol Oncol 23:222–226

65. Benedetti Panici PL, Scambia G, Baiocchi G (1992) Anatomical study of para-aortic and pel-

vic lymph nodes in gynecologic malignancies. Obstet Gynecol 79:498–502

66. Valentini V, Dinapoli N, Nori S et al (2004) An application of visible human database in radiotherapy: tutorial for image guided external radiotherapy (TIGER). Radiother Oncol 70:165–169

67. Nowak PJCM, Wijers OB, Lagerwaard FJ, Levendag PC (1999) A three-dimensional CT-based target definition for elective irradiation of the neck. Int J Radiat Oncol Biol Phys 45:33–39

68. Som PM, Curtin HD, Mancuso AA (1999) An imaging-based classification for the cervical nodes designed as an adjunct to recent clinically based nodal classifications. Arch Otolaryngol Head Neck Surg 125:388–396

69. Som PM, Curtin HD, Mancuso AA (2000) Imaging-based nodal classification for evaluation of neck metastatic adenopathy. AJR Am J Roentgenol 174:837–844

70. Hayman LA, Taber KH, Diaz-Marchan PJ, Stewart MG, Malcolm ML, Laine FJ (1998) Spatial compartments of the neck, part III: axial sections. Int J Neuroradiol 4:393–402

71. Stewart MG, Hayman LA, Taber KH, Diaz-Marchan PJ, Laine FJ (1998) Clinical pathology of the neck: spatial compartments. Int J Neuroradiol 4:152–158

72. Martinez-Monge R, Fernandes PS, Gupta N, Gahbauer R (1999) Cross-sectional nodal atlas: a tool for the definition of clinical target volumes in three-dimensional radiation therapy planning. Radiology 211:815–828

73. Wijers OB, Levendag PC, Tan T et al (1999) A simplified CT-based definition of the lymph node levels in the node negative neck. Radiother Oncol 52:35–42

74. Chao KS, Wippold FJ, Ozyigit G, Tran BN, Dempsey JF (2002) Determination and delineation of nodal target volumes for head-and-neck cancer based on patterns of failure in patients receiving definitive and postoperative IMRT. Int J Radiat Oncol Biol Phys 53:1174–1184

75. Palazzi M, Barsacchi L, Bianchi E et al (2000) Three-dimensional CT-based contouring of nodal levels in the neck: results of a multicenter dummy-run study by the AIRO – Lombardia Cooperative Group. Radiother Oncol 56(S1):A592

76. Palazzi M, Soatti C, Bianchi E et al, on behalf of the AIRO – Lombardia Head and Neck Working Party (2002) Guidelines for the delineation of nodal regions of the head and neck on axial computed tomography images. Tumori 88:355–360

77. Levendag P, Braaksma M, Coche E et al (2004) Rotterdam and Brussels CT-based neck nodal delineation compared with the surgical levels as defined by the American Academy of Otolaryngology-Head and Neck Surgery. Int J Radiat Oncol Biol Phys 58:113–123

78. Gregoire V, Levendag P, Ang KK et al (2003) CT-based delineation of lymph node levels and related CTVs in the node-negative neck: DAHANCA, EORTC, GOERTEC, NCIC, RTOG consensus guidelines. Radiother Oncol 69:227–236

79. Levendag P, Gregoire V, Hamoir M et al (2005) Intraoperative validation of CT-based lymph nodal levels, sublevels IIA and IIB: is it of clinical relevance in selective radiation therapy? Int J Radiat Oncol Biol Phys 62:690–699

80. Senan S, De Ruysscher D, Giraud P, Mirimanoff R, Budach V, on behalf of the Radiotherapy Group of the European Organization for Research and Treatment of Cancer (EORTC) (2004) Literature-based recommendations for treatment planning and execution in high-dose radiotherapy for lung cancer. Radiother Oncol 7:139–146

81. Cymbalista M, Waysberg A, Zacharias C et al (1999) CT demonstration of the 1996 AJCC-UICC regional lymph node classification for lung cancer staging. Radiographics 19:899–900

82. Vinciguerra A, Taraborrelli M, D'Alessandro M, Barbieri V, Ausili Cefaro G (2003) Contouring of lymph nodal clinical target volume (CTVs) in lung cancer radiation therapy: Chieti experience. Tumori 2:S76

83. Chapet O, Kong FM, Quint LE et al (2005) CT-based definition of thoracic lymph node sta-

tions: an atlas from the University of Michigan. Int J Radiat Oncol Biol Phys 63:170–178

84. Cellini F, Valentini V, Pacelli F et al (2003) Preoperative radiotherapy in gastric cancer: CTV definition for conformal therapy according to tumor location. Rays 28:317–329

85. Greer BE, Koh W-J, Figge DC, Russell AH, Cain JM, Tamimi HK (1990) Gynecologic radiotherapy fields defined by intraoperative measurements. Gynecol Oncol 38:421–424

86. Bonin SR, Lanciano RM, Corn BW, Hogan WM, Hartz WH, Hanks GE (1996) Bony landmarks are not an adequate substitute for lymphangiography in defining pelvic lymph node location for the treatment of cervical cancer with radiotherapy. Int J Radiat Oncol Biol Phys 34:167–172

87. Zunino S, Rosato O, Lucino S, Jauregui E, Rossi L, Venencia D (1999) Anatomic study of the pelvis in carcinoma of the uterine cervix as related to the box technique. Int J Radiat Oncol Biol Phys 44:33–39

88. Roeske JC, Lujan A, Rotmensch J, Waggoner SE, Yamada D, Mundt AJ (2000) Intensity-modulated whole pelvic radiation therapy in patients with gynecologic malignancies. Int J Radiat Oncol Biol Phys 48:1613–1621

89. Nutting CM, Convery DJ, Cosgrove VP et al (2000) Reduction of small and large bowel irradiation using an optimized intensity-modulated pelvic radiotherapy technique in patients with prostate cancer. Int J Radiat Oncol Biol Phys 48:649–656

90. Chao KS, Lin M (2002) Lymphangiogram-assisted lymph node target delineation for patients with gynecologic malignancies. Int J Radiat Oncol Biol Phys 54:1147–1152

91. Portaluri M, Bambace S, Perez C et al (2004) Clinical and anatomical guidelines in pelvic cancer contouring for radiotherapy treatment planning. Cancer Radiother 8:222–229

92. Portaluri M, Bambace S, Perez C, Angone G (2005) A three-dimensional definition of nodal spaces on the basis of CT images showing enlarged nodes for pelvic radiotherapy. Int J Radiat Oncol Biol Phys 63:1101–1107

93. Workmanns D, Diederich S, Lentschig MG, Winter F, Heindel W (2000) Spiral CT of pulmonary nodules: interobserver variation in assessment of lesion size. Eur Radiol 10:710–713

94. Armstrong J, McGibney C (2000) The impact of three-dimensional radiation on the treatment of non-small cell lung cancer. Radiother Oncol 56:157–167

95. Lagerwaard FJ, Van Sornsen de Koste JR, Nijssen-Visser MR et al (2001) Multiple "slow" CT scans for in corporating lung tumor mobility in radiotherapy planning. Int J Radiat Oncol Biol Phys 51:932–937

96. Harris KM, Adams H, Lloyd DC, Harvey DJ (1993) The effect on apparent size of simulated pulmonary nodules of using three standard CT window settings. Clin Radiol 47:241–244

97. Giraud P (2000) Influence of CT images visualization parameters for target volume delineation in lung cancer. Proceedings of 19th ESTRO Istanbul, 2000. Radiother Oncol S39

98. Halperin EC, Schmidt-Ullrich RK, Perez CA, Brady LW (2004) Overview and basic science of radiation oncology. In: Perez CA, Brady LW, Halperin EC, Schmidt-Ullrich RK (eds) Principles and practice of radiation oncology. Lippincott Williams and Wilkins, Baltimore, pp 1–95

99. Levitt SH, Perez CA, Hui S, Purdy JA (2008) Evolution of computerized radiation therapy in radiation oncology: potential problems and solutions. Int J Radiat Oncol Bio Phys 70:978–986

100. Ling CC, Humm J, Larson S et al (2000) Towards multidimensional radiotherapy (MD-3D CRT): biological imaging and biological conformality. Int J Radiat Oncol Biol Phys 47:551–560

101. Roach M, Faillace-Akazawa P, Malfatti C, Holland J, Hricak H (1996) Prostate volumes defined by magnetic resonance imaging and computerized tomographic scans for three-dimensional conformal radiotherapy. Int J Radiat Oncol Biol Phys 35:1011–1018

102. Mullerad M, Hricak H, Wang L et al (2004) Prostate cancer: detection of extracapsular extension by genitourinary and general radiologists at MR imaging. Radiology 232:140–146

103. Keall P (2004) 4-dimensional computed tomography imaging and treatment planning. Semin Radiat Oncol 14:81–90

104. Gierga DP, Chen GT, Kung JH et al (2004) Quantification of respiration-induced abdominal tumor motion and its impact on IMRT dose distributions. Int J Radiat Oncol Biol Phys 58:1584–1595

105. Langen KM, Jones DTL (2001) Organ motion and its management. Int J Radiat Oncol Biol Phys 50:265–278

106. Rosenzweig KE, Yorke E, Amols H et al (2005) Tumor motion control in the treatment of non-small cell lung cancer. Cancer Invest 23:129–133

107. Sheng K, Molloy JA, Read PW (2006) Intensity-modulated radiation therapy (IMRT) dosimetry of the head and neck: a comparison of treatment plans using linear accelerator-based IMRT and helical tomotherapy. Int J Radiat Oncol Biol Phys 65:917–923

108. Shih HA, Harisinghani M, Zietman AL et al (2005) Mapping of nodal disease in locally advanced prostate cancer: rethinking the clinical target volume for pelvic nodal irradiation based on vascular rather than bony anatomy. Int J Radiat Oncol Biol Phys 63:1262–1269

109. Allen AM, Siracuse KM, Hayman JA et al (2004) Evaluation of the influence of breathing on the movement and modeling of lung tumors. Int J Radiat Oncol Biol Phys 58:1251–1257

110. Herman MG (2005) Clinical use of electronic portal imaging. Semin Radiat Oncol 15:157–167

111. Weltens C, Menten J, Feron M et al (2001) Interobserver variations in gross tumor volume delineation of brain tumors on computed tomography and impact of magnetic resonance imaging. Radiother Oncol 60:49–59

112. Leunens G, Menten J, Weltens C, Verstraete J, van der Schueren E (1993) Quality assessment of medical decision making in radiation oncology: variability in target volume delineation for brain tumors. Radiother Oncol 29:169–175

113. Ten Haken RK, Thornton AF, Sandler HM et al (1992) A quantitative assessment of the addition of MRI to CT-based, 3-D treatment planning of brain tumors. Radiother Oncol 25:121–133

114. Rasch C, Barillot I, Remeijer P, Touw A, van Herk M, Lebesque JV (1999) Definition of the prostate in CT and MRI: A multi-observer study. Int J Radiat Oncol Biol Phys 43:57–66

115. Rasch C, Keus R, Pameijer FA et al (1997) The potential impact of CT-MRI matching on tumor volume delineation in advanced head and neck cancer. Int J Radiat Oncol Biol Phys 39:841–848

116. Caldwell CB, Mah K, Skinner M, Danjoux CE (2003) Can PET provide the 3D extent of tumor motion for individualized internal target volumes? A phantom study of the limitations of CT and the promise of PET. Int J Radiat Oncol Biol Phys 55:1381–1393

117. Chapman JD, Bradley JD, Eary JF et al (2003) Molecular (functional) imaging for radiotherapy applications: an RTOG symposium. Int J Radiat Oncol Biol Phys 55:294–301

118. Munley MT, Marks LB, Hardenbergh PH, Bentel GC (2001) Functional imaging of normal tissues with nuclear medicine: applications in radiotherapy. Semin Radiat Oncol 11:28–36

119. Grosu AL, Piert M, Weber WA et al (2005) Positron emission tomography for radiation treatment planning. Strahlenther Onkol 181:483–499

120. Paulino AC, Koshy M, Howell R et al (2005) Comparison of CT- and FDG-PET-defined gross tumor volume in intensity-modulated radiotherapy for head-and-neck cancer. Int J Radiat Oncol Biol Phys 61:1385–1392

121. Gregoire V (2004) Is there any future in radiotherapy planning without the use of PET: unraveling the myth. Radiother Oncol 73:261–263

122. Bourguet P, Groupe de Travail SOR (2003) Standards, options and recommendations 2002 for the use of positron emission tomography with [18F] FDG (PET FDG) in cancerology

(integral connection). Bull Cancer S5–S17

123. Caldwell CB, Mah K, Ung YC et al (2001) Observer variation in contouring gross tumor volume in patients with poorly defined non-small cell lung tumors on CT: the impact of 18FDG-Hybrid PET fusion. Int J Radiat Oncol Biol Phys 51:923–931

124. Chao KSC, Bosch WR, Mutic S et al (2001) A novel approach to overcome hypoxic tumor resistance: Cu-ATSM-guided intensity-modulated radiation therapy. Int J Radiat Oncol Biol Phys 49:1171–1182

125. Hill DLG, Batchelor PG, Holden M, Hawkes DJ (2001) Medical image registration. Phys Med Biol 46:R1–R45

126. Mutic S, Dempsey JF, Bosch WR et al (2001) Multimodality image registration quality assurance for conformal three-dimensional treatment planning. Int J Radiat Oncol Biol Phys 51:244–260

127. Rosenman J (2001) Incorporating functional imaging information into radiation treatment. Semin Radiat Oncol 11:83–92

128. Pelizzari CA, Lujan AE (2005) Imaging and fusion technologies. In: Mundt AJ, Roeske JC (eds) Intensity modulated radiation therapy: a clinical perspective. Decker, Toronto

129. Rosenman JG, Miller EP, Tracton G, Cullip TJ (1998) Image registration: an essential part of radiation therapy treatment planning. Int J Radiat Oncol Biol Phys 40:197–205

130. Balter JM, Lam K, Sandler HM, Littles JF, Bree RL, Ten Haken RK (1995) Measurement of prostate movement over the course of routine radiotherapy using implanted markers. Int J Radiat Oncol Biol Phys 31:113–118

131. Roach M, Faillace-Akazawa P, Malfatti C (1997) Prostate volumes and organ movements defined by serial computerized tomographic scans during three-dimensional conformal radiotherapy. Radiat Oncol Invest 5:187–194

132. Tinger A, Michalski JM, Cheng A et al (1998) A critical evaluation of the planning target volume for 3-D conformal radiotherapy of prostate cancer. Int J Radiat Oncol Biol Phys 42:213–221

133. van Herk M, Bruce A, Kroes APG, Shouman T, Touw A, Lebesque JV (1995) Quantification of organ motion during conformal radiotherapy of the prostate by three dimensional image registration. Int J Radiat Oncol Biol Phys 33:1311–1320

134. Balter JM, Lam KL, McGinn CJ et al (1998) Improvement of CT-based treatment-planning models of abdominal targets using static exhale imaging. Int J Radiat Oncol Biol Phys 41:939–943

135. Hanley J, Debois MM, Mah D et al (1999) Deep inspiration breath-hold technique for lung tumors: the potential value of target immobilization and reduced lung density in dose escalation. Int J Radiat Oncol Biol Phys 45:603–611

136. Bedford JL, Shentall GS (1998) A digital method for computing target margins in radiotherapy. Med Phys 25:224–231

137. Antolak JA, Rosen IL (1999) Planning target volumes for radiotherapy: how much margin is needed. Int J Radiat Oncol Biol Phys 44:1165–1170

138. van Herk M, Remeijer P, Rasch C, Lebesque JV (2000) The probability of correct target dosage: dose-population histograms for deriving treatment margins in radiotherapy. Int J Radiat Oncol Biol Phys 47:1121–1135

139. Craig T, Battista J, Moisennko V, Van Dyk J (2001) Considerations for the implementation of target volume protocols in radiation therapy. Int J Radiat Oncol Biol Phys 49:241–250

140. van Herk M, Remeijer P, Lebesque JV (2002) Inclusion of geometric uncertainties in treatment plan evaluations. Int J Radiat Oncol Biol Phys 52:1407–1422

141. Yu CX, Jaffray DA, Wong JW (1998) The effects of intra-fraction organ motion on the delivery of dynamic intensity modulation. Phys Med Biol 43:91–104

142. Kubo HD, Wang L (2000) Compatibility of Varian 2100C gated operations with enhanced dynamic wedge and IMRT dose delivery. Med Phys 27:1732–1737

143. Shimizu S, Shirato H, Ogura S et al (2001) Detection of lung tumor movement in real-time

tumor-tracking radiotherapy. Int J Radiat Oncol Biol Phys 51:304–310

144. Bortfeld T, Jokivarsi K, Goitein M, Kung J, Jiang SB (2002) Effects of intra-fraction motion on IMRT dose delivery: statistical analysis and simulation. Phys Med Biol 47:2203–2220

145. Lattanzi J, McNeeley S, Pinover W et al (1999) A comparison of daily CT localization to a daily ultrasound-based system in prostate cancer. Int J Radiat Oncol Biol Phys 43:719–725

146. Onishi H, Kuriyama K, Komiyama T et al (2004) Clinical outcomes of stereotactic radiotherapy for stage I non-small cell lung cancer using a novel irradiation technique: patient self-controlled breath-hold and beam switching using a combination linear accelerator and CT scanner. Lung Cancer 45:45–55

147. Rosenzweig KE, Hanley J, Mah D et al (2000) The deep inspiration breath-hold technique in the treatment of inoperable non-small-cell lung cancer. Int J Radiat Oncol Biol Phys 48:81–87

148. Wong J, Sharpe M, Jaffray D et al (1999) The use of active breathing control (ABC) to reduce margin for breathing control. Int J Radiat Oncol Biol Phys 44:911–919

149. Yan D, Ziaga E, Jaffray D (1998) The use of adaptive radiation therapy to reduce setup error: a prospective clinical study. Int J Radiat Oncol Biol Phys 41:715–720

150. Yan D, Lockman D, Brabbins D, Tyburski L, Martinez A (2000) An off-line strategy for constructing a patient-specific planning target volume in adaptive treatment process for prostate cancer. Int J Radiat Oncol Biol Phys 48:289–302

151. Yan D, Lockman D (2001) Organ/patient geometric variation in external beam radiotherapy and its effects. Med Phys 28:593–602

152. Purdy JA, Vijayakumar S, Perez CA, Levitt SH (2006) Physics of treatment planning in radiation oncology. In: Levitt SH, Purdy JA, Perez CA, Vijayakumar S (eds) Technical basis of radiation therapy: practical clinical applications, 4th revised edn. Springer, Berlin, pp 69–106

153. Bussels B, Hermans R, Reijnders A et al (2006) Retropharyngeal lymph nodes in squamous cell carcinoma of oropharynx: incidence, localization, and implications for target volume. Int J Radiat Oncol Biol Phys 65:733–738

154. Braam PM, Raaijmakers CPJ, Terhaard CHJ (2007) Cranial location of level II lymph nodes in laryngeal cancer: implications for elective nodal target volume delineation. Int J Radiat Oncol Biol Phys 67:462–468

155. Prins-Braam P, Raaijmakers CPJ, Terhaard CHJ (2004) Location of cervical lymph node metastases in oropharyngeal and hypopharyngeal carcinoma: implications for cranial border of elective nodal target volumes. Int J Radiat Oncol Biol Phys 58:132–138

156. Yuan S, Meng X, Yu J et al (2007) Determining optimal clinical target volume margins on the basis of microscopic extracapsular extension of metastatic nodes in patients with non-small cell lung cancer. Int J Radiat Oncol Biol Phys 67:727–734

157. Steenbakkers RJHM, Fitton JCDI, Deurloo KEI et al (2006) Reduction of observer variation using matched CT-PET for lung cancer delineation: a three-dimensional analysis. Int J Radiat Oncol Biol Phys 64:435–448

158. Ashamalla H, Rafla S, Parikh K et al (2005) The contribution of integrated PET/CT to the evolving definition of treatment volumes in radiation treatment planning in lung cancer. Int J Radiat Oncol Biol Phys 63:1016–1023

159. Bradley J, Thorstad WL, Mutic S et al (2004) Impact of FDG-PET on radiation therapy volume delineation in non-small-cell lung cancer. Int J Radiat Oncol Biol Phys 59:78–86

160. Brunner TB, Merkel S, Grabenbauer GG et al (2005) Definition of elective lymphatic target volume in ductal carcinoma of the pancreatic head based on histopathological analysis. Int J Radiat Oncol Biol Phys 62:1021–1029

161. Campostrini F, Gragianin M, Rampin L et al (2002) How iliopelvic lymphoscintigraphy can affect the definition of planning target volume in radiation therapy of pelvic and testicular tumors. Int J Radiat Oncol Biol Phys

53:1303–1313

162. Finlay MH, Ackerman I, Tirona RG et al (2006) Use of CT simulation for treatment of cervical cancer to assess the adequacy of lymph node coverage of conventional pelvic fields based on bony landmarks. Int J Radiat Oncol Biol Phys 64:205–209

163. Guckenberg M, Meyer J, Vordermark D et al (2006) Magnitude and clinical relevance of translational and rotational patient setup errors: a cone-beam CT study. Int J Radiat Oncol Biol Phys 65:934–942

164. Oelfke U, Tucking T, Nill S et al (2006) Linac-integrated kV-cone beam CT: technical features and first applications. Med Dosim 31:62–70

165. Pouliot J, Bani-Hashemi A, Chen J et al (2005) Low-dose megavoltage cone-beam CT for radiation therapy. Int J Radiat Oncol Biol Phys 62:552–650

166. Jeraj R, Mackie TR, Balog J et al (2004) Radiation characteristics of helical tomotherapy. Med Phys 31:396–404

167. Mackie TR, Holmes TW, Swerdloff S et al (1993) Tomotherapy: a new concept for the delivery of conformal radiotherapy. Med Phys 20:1709–1719

168. Shirato H, Shimizu S, Kunieda T, et al (2000) Physical aspects of a real-time tumor-tracking system for gated radiotherapy. Int J Radiat Oncol Biol Phys 48:1187–1195

169. Mell LK, Mehrotra AK, Mundt AJ (2005) Intensity-modulated radiation therapy use in United States, 2004. Cancer 104:1296–1303

170. Simpson JR, Dryzmala RE, Rich KM (2006) Stereotactic radiosurgery and radiotherapy. In: Levitt SH, Purdy JA, Perez CA, Vijayakumar S (eds) Technical basis of radiation therapy: practical clinical applications, 4th revised edn. Springer, Berlin, pp 203–253

171. Ramsey CR, Langen KM, Kupelian PA et al (2006) A technique for adaptive image-guided helical tomotherapy for lung cancer. Int J Radiat Oncol Biol Phys 64:1237–1244

172. Hodge W, Tome WA, Jaradat HA et al (2006) Feasibility report of image guided stereotactic body radiotherapy (IG-SBRT) with tomotherapy for early stage medically inoperable lung cancer using extreme hypofractionation. Acta Oncol 45:890–896

173. Antonuk L (2002) Electronic portal imaging devices: a review and historical perspective of contemporary technologies and research. Phys Med Biol 47:R31–R65

174. Erridge SC, Seppenwoolde Y, Muller SH et al (2003) Portal imaging to assess setup-errors, tumor motion and tumor shrinkage during conformal radiotherapy of non-small cell lung cancer. Radiother Oncol 66:75–85

175. Scarbrough TJ, Golden NM, Ting JY et al (2006) Comparison of ultrasound and implanted seed marker prostate localization methods: implications for image-guided radiotherapy. Int J Radiat Oncol Biol Phys 65:378–387

176. Hall E (2006) Intensity modulated radiation therapy, protons and risk of second cancers. Int J Radiat Oncol Biol Phys 65:1–7

177. Aoyama H, Wisterly BS, Mackie TR et al (2006) Integral radiation dose to normal structures with conformal external beam radiation. Int J Radiat Oncol Biol Phys 64:962–967

178. BIPM: Bureau International des Poids et Mesures. Recommendation R(I)-1 in BIPM Com. Cons. Etalons Mes. Ray. Ionisants (Section I). (Offilib, F-75240 Paris Cedex 05): R(I)15

179. Court L, Rosen I, Mohan R et al (2003) Evaluation of mechanical precision and alignment uncertainties for an integrated CT/linac system. Med Phys 30:1–13

180. IMRT CWG, NCI IMRT Collaborative Working Group (2001) Intensity modulated radiation therapy: current status and issues of interest. Int J Radiat Oncol Biol Phys 51:880–914

181. Kutcher GJ, Coia L, Gillin M et al (1994) Comprehensive QA for radiation oncology report of AAPM Radiation Therapy Committee Task Group 40. Med Phys 21:581–618

182. Low DA, Lu W, Purdy JA, Perez CA, Levitt SH (2006) Intensity-modulated radiation therapy. In: Levitt SH, Purdy JA, Perez CA, Vijayakumar S (eds) Technical basis of radiation ther-

apy: practical clinical applications, 4th revised edn. Springer, Berlin, pp 203–231

183. Mohan R, Low D, Chao KSC et al (2004) Intensity modulated radiation treatment planning quality assurance, delivery and clinical application. In: Perez CA, Brady LW, Halperin EC, Schmidt-Ulrich RK (eds) Principles and practice of radiation oncology, 4th edn. Lippincott, Williams and Wilkins, Baltimore, pp 314–336

184. Poortmans PM et al (2005) The quality assurance program of the Radiotherapy Group of the European Organization for Research and Treatment of Cancer: past, present and future. Eur J Surg Oncol 31:667–674

185. Purdy JA (2004) Three-dimensional conformal radiation therapy: physics, treatment planning and clinical aspects. In: Perez CA, Brady LW, Halperin EC, Schmidt-Ulrich RK (eds) Principles and practice of radiation oncology, 4th edn. Lippincott, Williams and Wilkins, Baltimore, pp 283–313

186. Purdy JA, Harms WB, Matthews JW et al (1993) Advances in 3-dimensional radiation treatment planning systems: room-view display with real time interactivity. Int J Radiat Oncol Biol Phys 27:933–944

187. Perez CA et al (1997) Cost benefit of emerging technology in localized carcinoma of the prostate. Int J Radiat Oncol Biol Phys 39:875–883

188. Pollack A, Zagars GK, Starkschall G et al (2002) Prostate cancer radiation dose response: results of the M D Anderson phase III randomized trial. Int J Radiat Oncol Biol Phys 53:1097–1105

189. Suit H (2002) The Gray lecture 2001: coming technical advances in radiation oncology. Int J Radiat Oncol Biol Phys 53:798–809

索 引